临床疾病诊断与治疗

张艳英 田宗彪 徐斐 陈艳凤 张焕焕 吕阳 主编

吉林科学技术出版社

图书在版编目（CIP）数据

临床疾病诊断与治疗 / 张艳英等主编. -- 长春：吉林科学技术出版社，2024.5. -- ISBN 978-7-5744-1385-6

Ⅰ.R4

中国国家版本馆CIP数据核字第20248F4M94号

临床疾病诊断与治疗

主　　编	张艳英　等
出 版 人	宛　霞
责任编辑	隋云平
封面设计	李　丹
制　　版	李　丹
幅面尺寸	185mm×260mm
开　　本	16
字　　数	150千字
印　　张	9.75
印　　数	1~1500册
版　　次	2024年5月第1版
印　　次	2024年12月第1次印刷

出　　版	吉林科学技术出版社
发　　行	吉林科学技术出版社
地　　址	长春市福祉大路5788号出版大厦A座
邮　　编	130118
发行部电话/传真	0431-81629529 81629530 81629531
	81629532 81629533 81629534
储运部电话	0431-86059116
编辑部电话	0431-81629510
印　　刷	三河市嵩川印刷有限公司

书　　号	ISBN 978-7-5744-1385-6
定　　价	58.00元

版权所有　翻印必究　举报电话：0431-81629508

《临床疾病诊断与治疗》

编委会

主 编

张艳英 山东省枣庄市胸科医院（枣庄市肿瘤医院）

田宗彪 滕州市中心人民医院

徐 斐 山东省潍坊市妇幼保健院

陈艳凤 滕州市中心人民医院

张焕焕 高唐县人民医院

吕 阳 滕州市张汪中心卫生院

副主编

马树春 甘肃省临夏州人民医院

王 宇 海南省儋州市人民医院

杨 雪 吉林医药学院附属医院

李富生 山东省德州市齐河县晏城街道卫生院

程 景 鱼台县人民医院

刘就娣 广州医科大学附属第四医院

殷文浩 赣州市赣县区人民医院

前 言

　　本书是一本关于疾病诊断与治疗的著作。随着科学技术的发展，国内外医学领域新理论、新技术、新方法不断涌现，医学的基础理论研究、临床诊断和治疗均取得了巨大的进展。使临床疾病的治疗成功率大大提高。本书首先从消化道出血、食管溃疡功能性消化不良等方面对消化系统疾病进行论述，而后论述了循环系统疾病、神经系统疾病等疾病诊断治疗方法、又对临床检验等内容进行论述。全书注重实用、理论与实践相结合的原则，内容规范，简明扼要，深入浅出。适合相关专业人员参考阅读。

目 录

第一章 消化系统疾病 ·· 1
 第一节 消化道出血 ··· 1
 第二节 食管憩室 ·· 8
 第三节 食管溃疡 ··· 13
 第四节 功能性消化不良 ··· 17
 第五节 功能性嗳气症 ·· 22

第二章 循环系统疾病 ·· 26
 第一节 心力衰竭 ··· 26
 第二节 心律失常 ··· 39
 第三节 高血压病 ··· 48

第三章 神经系统疾病 ·· 60
 第一节 脑出血 ·· 60
 第二节 脑梗死 ·· 67
 第三节 帕金森 ·· 75

第四章 骨科疾病 ··· 84
 第一节 关节结核 ··· 84
 第二节 化脓性关节炎 ·· 96
 第三节 化脓性骨髓炎 ·· 100
 第四节 类风湿性关节 ·· 116
 第五节 肩关节周围炎 ·· 123

第五章 临床免疫学检验 ·· 131
 第一节 免疫学及免疫学方法 ··· 131

第二节　乙型肝炎病毒的免疫学检测……………………………………………… 139

第三节　其他病毒性肝炎的免疫学检测…………………………………………… 143

参考文献………………………………………………………………………………… 145

第一章 消化系统疾病

第一节 消化道出血

消化道出血表现为5种形式：①呕血，表现为红色血性呕吐物或"咖啡渣"样呕吐物。②黑粪，表现为黑色、柏油样的恶臭粪便。②便血，表现为经直肠排出鲜红色或栗色血便。④胃肠道隐性出血，通常在没有显性出血的情况下，经粪便隐血试验检测或存在铁缺乏而被发现。⑤只表现为失血或贫血的相关症状，如头晕、晕厥、心绞痛或呼吸困难。

一、病因

（一）上消化道来源的出血

在美国和欧洲，因上消化道出血（UGIB）而住院的发生率约为0.1%，病死率为5%～10%。患者极少死于失血，而是死于其他潜在疾病的失代偿。年龄<60岁且没有重大合并疾病的患者的病死率<1%。因上消化道出血而住院的患者发生再出血和死亡的独立预测指标包括年龄增加、共患疾病和血流动力学改变（心动过速或高血压）。

消化性溃疡是上消化道出血的最常见病因，是高达50%的UGIB病例的出血原因；随着幽门螺杆菌感染的患病率下降，由于非甾体抗炎药（NSAIDs）所致出血的比例升高。5%～10%患者的出血原因是Mallory-Weiss撕裂（贲门黏膜撕裂）。由于静脉曲张造成出血的比例为5%～40%，这取决于不同的调查人群。出血性或糜烂性胃病（如NSAIDs或乙醇性）和糜烂性食管炎通常造成轻微出血，大出血很少见。

1.消化性溃疡

除了解释临床特点外，溃疡的内镜下特征还为预后提供了重要信息。对于内镜下活动性出血或者具有未出血的可见血管的病例，如果采取非手术治疗，1/3的患者将发生需急诊手术治疗的进一步出血。这类患者明确获益于内镜下治疗，可减少出血，降低住院天数、病死率和花费。治疗方法包括双极电凝止血、热探头、黏膜下注射治疗（如无水乙醇，1∶10 000 肾上腺素）。相反，溃疡基底清洁患者的再出血率几乎为零。此类患者如果没有其他需要住院的原因，给予稳定病情治疗后，当天即可出院。溃疡基底不清洁的患者通常需要留院观察3天，因为大多数的再出血发生于3天内。

随机对照试验显示，高危溃疡（即活动性出血、非出血性可见血管、附着血凝块）患者在内镜下治疗后，给予高剂量、持续静脉输注质子泵抑制药（PPIs），如奥美拉唑80 mg静脉推注后，按8 mg/h持续输注，旨在维持胃内pH值>6，并提高血液凝块的稳定性，可以降低这类患者的再出血率和病死率。对于所有上消化道出血患者，即刻给予质子泵抑制药治疗可以降低高危溃疡危险（例如活动性出血）；但是，与只有在内镜检查确认高危溃疡时才开始质子泵抑制药治疗相比，前述治疗策略对于再出血、输血或病死率等结局的改善效果不显著。

如果未采取预防措施，近1/3的出血性溃疡患者将于1~2年发生再出血。再出血的预防聚焦于溃疡发病机制的3个主要因素：幽门螺杆菌、NSAIDs和胃酸。幽门螺杆菌的根除可以使出血性溃疡患者的再出血率降低至<5%。如果服用NSAIDs的患者发生出血性溃疡，应尽可能停服NSAIDs。如果不能停用或需重新服用NSAIDs，则应同时联合服用环氧化酶2（COX-2）选择性抑制药和一种PPI。近期发生的出血性溃疡患者，只合并用PPI治疗或单一选择性抑制药治疗后，年再出血概率为10%，而PPI和选择性抑制药联合治疗可进一步显著降低溃疡出血复发。服用小剂量阿司匹林的心血管疾病患者发生出血性溃疡时，应在出血发生后尽早恢复服用阿司匹林（≤7天）。

2.贲门黏膜撕裂综合征（Mallory-Weiss综合征）

典型病史为呕血前的呕吐、恶心或咳嗽，特别是嗜酒患者。这种撕裂导致的出血，通常发生于胃食管连接部胃侧，80%~90%的患者出血可自行停止，只有0%~7%的患者再出血。内镜治疗适应证为贲门黏膜撕裂活动性出血。极少数病例需要进行血管造影栓塞治疗和手术缝合撕裂。

3.食管静脉曲张

相比于其他原因的上消化道出血患者,静脉曲张出血患者的预后更差。急性出血的内镜治疗和以消除食管曲张静脉为目的的反复内镜治疗操作能够显著降低再出血率和病死率。与硬化治疗相比,套扎治疗再出血较少,病死率较低,局部并发症较少,并且只需较少疗程即可达到消除曲张静脉,因此,套扎治疗是内镜治疗食管静脉曲张的首选。

与内镜治疗相结合,奥曲肽(50 μg 静脉推注后,以 50 μg/h 静脉输注 2~5 天)可进一步帮助控制急性出血。在美国以外可获得的其他血管活性药物,如生长抑素和特里加压素,也同样有效。对于上消化道出血的肝硬化患者,推荐进行抗生素治疗(如头孢曲松),原因在于抗生素能够降低这部分人群的细菌感染和病死率。从长远来看,非选择性β受体阻滞药治疗能够降低食管静脉曲张造成的再出血。为了预防食管静脉曲张造成的再出血,推荐长期β受体阻滞药治疗+内镜套扎治疗。

即使经内镜和药物治疗,仍有持续性出血或再出血发生的患者,推荐其他治疗,如经颈静脉肝内门体分流术(TIPS)。早前的研究提示,多数行 TIPS 的患者在 1~2 年发生分流狭窄,需再次行介入治疗以保持分流通畅。应用涂层支架,在最初 2 年似乎可将分流功能障碍的发生降低到 50%。一项在肝功能分级为 Child-Pugh A 或 B 级、合并难治性静脉曲张出血的肝硬化患者中,进行的随机对照研究,对比 TIPS(非涂层支架)和远端脾肾分流术的治疗效果,结果显示在再出血、肝性脑病或生存率方面两者无明显差异,但 TIPS 有较高的再介入概率。因此,对于轻症、代偿良好的肝硬化患者,减压手术不失为一种选择。

门静脉高压也是造成胃静脉曲张、小肠和大肠静脉曲张、门静脉高压性胃病和门静脉高压性小肠结肠病发生出血的原因。

4.出血糜烂性胃病("胃炎")

出血糜烂性胃病通常被称为胃炎,是指内镜下可见的上皮下的出血和糜烂。这些改变是黏膜的病变,并不造成严重出血。多种临床状况都可造成黏膜损伤,最重要的是 NSAIDs 的使用、饮酒和应激。长期服用 NSAIDs 的患者中半数有黏膜糜烂(15%~30%的患者发生溃疡);另外,高达 20%的有上消化道出血症状的酗酒患者,存在上皮下出血或糜烂的证据。

与应激相关的胃黏膜损伤只发生在那些病情极其严重的患者身上，如经历严重创伤、重大手术、体表面积烧伤>1/3及严重颅内疾病或内科危重病（如呼吸机依赖、凝血障碍）的患者。除非有溃疡形成，一般不会发生严重出血。由于严重的基础疾病，此类患者的病死率相当高。

近年来，由应激相关胃黏膜损伤或溃疡造成的出血发生率已大幅下降。究其原因最有可能是由于对重症患者的医疗护理的加强。对上述高危患者应考虑进行预防出血的药物干预。多项试验报道了静脉输注H_2受体阻断药的治疗有效性，它较硫糖铝更有效，但不优于通过胃管给药的PPI速释混悬剂。预防性治疗能减少出血，但不能降低病死率。

5.其他病因

其他上消化道出血的少见病因包括：糜烂性十二指肠炎、肿瘤、主动脉肠瘘、血管病变、Dieulafoy病（微小黏膜缺损处的异常血管出血）、脱垂性胃病（近端胃脱垂入食管并引起恶心，好发于酗酒者）、胆道出血或胰性出血（胆管或胰管出血）。

（二）小肠来源的出血

小肠来源的出血（出血灶超过了标准上消化道内镜所能探查的范围）诊断困难，也是大多数不明原因消化道出血病例的病因。所幸小肠出血并不常见。成年人中最重要的病因是血管扩张症、肿瘤（如腺癌、平滑肌瘤、淋巴瘤、良性息肉、类癌、转移癌和脂肪瘤）、NSAIDs导致的糜烂和溃疡。其他成年人小肠出血的少见病因包括克罗恩病、感染、缺血、血管炎、小肠静脉曲张、憩室、梅克尔憩室、重复性囊肿和肠套叠。

梅克尔憩室是儿童下消化道出血的最常见原因，随着年龄增长其作为出血原因的概率呈下降趋势。<50岁的成年人，小肠肿瘤经常是不明原因消化道出血的原因；而>50岁的患者中，血管扩张症和NSAIDs药物导致的损伤较为多见。

如果可能，应对血管扩张症进行内镜治疗。当血管扩张孤立局限于一段小肠且内镜治疗失败时，可以采取手术治疗。尽管雌激素/黄体酮复合物已经用于治疗血管扩张症，但一项双盲试验发现其对预防再出血无效。对于孤立性的病变，如肿瘤、憩室或重复性囊肿，通常采取手术切除。

（三）结肠来源的出血

下消化道出血的入院率是上消化道出血入院率的20%或更多。痔很可能是下消化道出血的最常见原因；肛裂也会引起轻微出血和疼痛。如果除外这些极少需要住院的肛门局部病患，成年人最常见的下消化道出血的原因包括憩室、血管扩张症（尤其是>70岁成年人的近段结肠处好发）、肿瘤（主要是腺癌）、结肠炎症。在大多数情况下，结肠炎症为感染性或特发性炎性肠病，偶尔是缺血或辐射诱发的。少见原因包括息肉切除术后出血、孤立性直肠溃疡综合征、NSAIDs导致的溃疡或结肠炎、外伤、静脉曲张（最常见于直肠）、结节性淋巴样增生、血管炎和主动脉-结肠瘘。在儿童和青少年中，显著消化道出血的最主要结肠因素为炎性肠病和幼年性息肉。

憩室出血起病突然，通常无痛，有时呈大出血，并且多来自于右半结肠；轻微出血和隐性出血不是其特征性表现。临床资料提示，在出血性结肠憩室患者中，80%的患者憩室出血可自发停止，20%~25%的患者发生再出血。动脉内插管输注血管升压素或超选择性栓塞术可使大多数患者止血。如果出血不止或再出血，需行局部肠段手术切除。

老年人中来自于右半结肠血管扩张症的出血可以表现为明显出血，也可表现为隐性出血；这类出血倾向于慢性出血，偶有血流动力学显著变化。内镜下止血措施对于治疗血管扩张症、散在出血性溃疡和息肉切除术后出血可能有效；对于出血性结肠息肉，如有可能，应该进行内镜下息肉切除。多种结肠病变可能导致消化道大出血、持续出血或再出血，药物治疗、血管造影介入治疗或内镜治疗不能奏效，这时通常需外科手术治疗。

二、诊断和治疗

测量心率和血压是初步评估消化道出血患者的最佳方法。临床上严重的出血可导致心率或血压随体位而改变、心动过速，最后，可致平卧位低血压。相反，急性出血时，由于血浆和红细胞容量按比例减少（也就是"失去全血"），血红蛋白含量并不会立即降低。因此，在严重出血早期，血红蛋白保持正常或轻微下降。随着血管外体液进入血管以恢复血容量时，血红蛋白降低，但是这一过程可能需要72小时。缓慢的慢性出血患者，尽管血压和心率正常，其血红蛋白也可能极低。随着缺铁性贫血的发生，平均红细胞容积将变低，红细胞分布宽度将上升。

（一）上、下消化道出血的鉴别诊断

呕血提示上消化道来源的出血（屈氏韧带以上）。黑粪提示血液已在消化道存在至少14小时（可长至3～5天）。出血部位越近，越可能发生黑粪。便血通常提示下消化道来源的出血，尽管上消化道病变可以出血迅猛，以至于血液在肠道中停留的时间短至不足以形成黑粪。当便血是上消化道出血的主要症状时，这种出血伴随有血流动力学不稳定和血红蛋白下降。小肠出血性病变可能表现为黑粪或便血。其他提示上消化道出血的症状包括肠鸣音亢进和血尿素氮水平升高（由于容量丢失和小肠吸收血液蛋白质）。

非血性鼻胃管抽吸物见于高达18%的上消化道出血患者，此类出血通常来源于十二指肠。即使抽吸物呈胆染样外观也不能排除出血性幽门后病变。对于外观非血性的抽吸物，进行隐血检查意义不大。

（二）消化道出血患者的诊断评估

1.上消化道出血

病史和体格检查通常不能诊断消化道出血的来源。应选择上消化道内镜对上消化道出血的患者进行检查；对于存在血流动力学不稳定的患者（低血压、心动过速、心率或血压随体位而变化），应立即进行内镜检查。急诊内镜对于轻度出血患者的处置决策也是有益的。大出血患者和有高危内镜下发现（如静脉曲张，活动性出血性溃疡或肉眼可见血管的溃疡）的患者，经内镜下止血治疗获益；而低危病变（如基底清洁的溃疡、非出血性贲门黏膜撕裂、糜烂出血性胃炎）的患者，如果生命体征平稳、血红蛋白浓度稳定，且无其他医学问题，即可出院回家。

2.下消化道出血

便血和血流动力学不稳定的患者应在检查评估下消化道前，行上消化道内镜以除外上消化道来源的出血。怀疑下消化道出血的患者可以接受急诊乙状结肠镜检查，用来探查明显的低位病变。然而，对于快速出血，实际操作有难度，通常情况下也不可能明确出血灶。

乙状结肠镜主要对年龄<40岁、轻微出血的患者有意义。

　　口服清肠剂准备后，对下消化道出血患者进行结肠镜检查是合适的措施，除非出血量极大或乙状结肠镜已发现明显的活动性出血病变。核素99mTc标记红细胞扫描可以反复成像长达24小时，并可能确定出血的大体位置。不过，由于其结果，特别是较后期的图像变化很大，故对核素扫描结果应谨慎解释。血管造影术可探查到活动性下消化道出血的位置（造影剂外溢入消化道），并且可以实施栓塞治疗或动脉内输注血管加压素治疗。即使出血已经停止，血管造影术也可探查血管结构异常的病变，例如，血管扩张症或肿瘤。

　　3.不明原因的消化道出血

　　通常将通过常规内镜和X线造影检查无法明确出血来源的持续性出血或复发性出血定义为不明原因出血，这类出血既可以是明显出血（黑粪、便血），也可表现为隐性出血（缺铁性贫血）。目前的相关治疗指南建议血管造影术应作为不明原因大出血的最初检查手段，可探查全部小肠的胶囊内镜用于检查除不明原因大出血之外的其他出血。推进式小肠镜检查，应用特殊设计的小肠镜或儿童型结肠镜探查整个十二指肠和部分空肠，也可考虑作为最初的检查手段。一篇系统综述总结了14项关于推进式小肠镜检查和胶囊内镜检查的对比研究，结果显示，推进式小肠镜检查和胶囊内镜检查分别在26%和56%的患者中获得"临床显著发现"。然而，与小肠镜检查相比，由于无法控制胶囊内镜，影响了对其操控和对小肠的全景式观察；另外，胶囊内镜下无法取活检，也无法进行内镜下治疗。

　　如果胶囊内镜检查阳性，应根据镜下所见采取处置方法（如小肠镜、腹腔镜）。如果胶囊内镜检查阴性，目前的推荐建议是观察患者病情，抑或临床病程需要（如再出血，需要输血或住院），即进行进一步检查。更新的内镜技术（如双气囊、单气囊或螺旋式小肠镜检查）使得内镜医师可以对大部分或全部小肠进行检查，获取标本并给予治疗。新的影像学技术（CT和磁共振小肠成像）常用来代替旧有的专门的小肠放射影像学检查（如小肠钡灌检查）。其他检查方法还包括核素99mTc标记红细胞扫描术、血管造影术（由于能够发现血管异常或肿瘤血管，即使出血已停止，该检查也是有用的）、99mTc-高锝酸盐扫描有助于诊断梅克尔憩室（特别是年轻患者）。当所有检查均未有发现时，对于需要反复输血的严重反复性或持续出血患者,有指征进行手术中内镜检查。

4.粪便隐血试验阳性

目前,推荐粪便隐血试验检测仅用于结直肠癌筛查。可以用于筛查一般风险的成年人(从50岁起),以及有1名≥60岁的结直肠肿瘤一级亲属或2名结直肠肿瘤一级亲属的成年人(从40岁起)。阳性结果提示需行结肠镜检查。如果结肠检查结果为阴性,除非有缺铁性贫血或消化道症状,否则不推荐进一步检查。

第二节 食管憩室

一、概述

食管憩室是指与食管腔相通之囊状突起,临床上按部位不同分为:①咽食管憩室,国外多见,常位于下咽缩肌与环咽肌之间的左后方;②食管中段憩室,国内多见,常位于肺门水平的食管左侧;③膈上憩室(食管中下段憩室),食管憩室在消化道憩室中相对较少见,多见于青年及成年人,可以单个或多个。一般情况下,食管憩室没有明显症状,也不会引起消化道出血,只有当憩室部位较特殊、体积较大而容易发生炎症等情况时,才可能导致消化道出血,甚至是致命性的大出血。

二、病因发病学

食管憩室的病因和发病机制尚未完全明确。目前认为,咽食管憩室和膈上憩室多是因食管推进动力异常所致,近年来,把这种食管推进力异常称为"无效食管动力",由此引发了食管腔内压力增高,引起部分食管壁的黏膜层和黏膜下层组织穿过肌层而被推出食管壁外,此种憩室突出的囊壁很少或者没有肌肉组织,实际上为假性憩室。而食管中段憩室则多是由于食管周围组织(如纵隔淋巴结结核等)的炎症粘连所致的瘢痕牵引所致,此种憩室壁包含有食管壁的全层组织,因此属真性憩室,但实际上在手术及尸检中多数未见此种牵引现象。近年来,发现此类憩室的形成与先天因素可能有一定关系,但主要是与食管运动障碍有关；有学者认为其症状如反流及吞咽困难可能是食管运动障碍所致，而憩室仅仅是其中的一种表现。

还有一种情况是所谓的"食管壁内假性憩室"，是指食管黏膜下层腺体呈囊样扩张，并借排泄管与食管腔内相通。文献报道认为其发生与食管的各种炎症、食管功能紊乱和食管损伤有关，患者多伴有食管受阻或功能紊乱，进而食管黏膜下层腺体受损，腺体扩张，加上炎性物质阻塞排泄口而形成壁内囊腔（即憩室）。

三、临床表现

大多数患者的食管憩室较小且没有并发症，因此无明显症状，常常因其他疾病需要进行 X 线钡餐检查或上消化道内镜检查时偶然发现。较大的或者多发性的食管憩室则多有不同程度的临床症状。其中吞咽困难、胸痛、烧心和反胃是食管憩室最常见的症状，较少见的症状有干咳和一些非特异性的消化道症状如上腹痛和餐后饱胀感。

患者若有下列症状时应考虑本病可能：

初期：可有胸骨后异物感或刺激性咳嗽，这是由于憩室炎症引起胸骨后痛，而反流则因胃内容物刺激咽喉部发生炎症可以引起咳嗽。憩室稍大或引流不畅时可出现食物反流，吐出数小时前或隔日食渣；夜间反流可引起吸入性支气管炎或肺炎，表现出相应的症状如发热、咳嗽、咳痰等。因此，反复发作的支气管炎或肺炎时应注意排除食管憩室存在的可能。

后期：由于憩室的不断增大，可以压迫食管导致吞咽困难和严重食管梗阻，此时容易与食管肿瘤混淆。

少数患者由于憩室巨大，一旦因大量食物潴留其中而发生炎症，上述症状将更为严重，甚至发生出血、穿孔等严重并发症。

四、并发症

食管憩室发生并发症的情况相对少见，而一旦发生并发症往往是严重甚至是致命的。包括出血、穿孔、纵隔炎症及脓肿等；如果憩室发生在主动脉弓的水平而且穿破主动脉，将导致致命性大出血，如果不能及时确诊、紧急手术，患者常常死于大出血。有研究报道，在食管憩室患者中有合并发生食管癌的情况，但是目前尚未见大样本的对照研究的报道，因此无法判断食管憩室是否是食管癌的促发因素。

五、辅助检查

（1）食管吞钡X线检查：食管憩室在吞钡X线下表现为类似溃疡的龛影，其特征与憩室形成的机制有较大的关系。①炎症牵引型：龛影呈现三角形，顶端向上。②动力障碍型：龛影呈类三角形，顶端向下。

食管壁内假性憩室有以下X线特征：①多发性烧瓶状囊袋突出，直径1～4mm，深1～5mm。②假憩室局限于一段食管或弥漫于整个食管，前后壁较侧壁明显多见。③约91%的患者伴有食管末端渐进性狭窄。

（2）消化道内镜检查：应用内镜检查食管憩室可以得到非常直观、明确的诊断信息。在检查过程中应该注意，当发现存在食管憩室时，必须在视野范围内插镜，以免误插内镜至憩室底部造成穿孔，因为开口较大的憩室黏膜与正常食管黏膜几乎一样，会误导医生插镜入其中，一旦发现多发性憩室或者有食物残渣堵塞较大憩室口，造成视野不清时，应该停止进一步检查。观察憩室时应注意憩室边缘和底部黏膜的情况，内镜检查的另一个重要目的是排除食管恶性肿瘤的存在。

（3）食管动力检测：主要是进行食管腔内压力测定，以了解是否存在食管痉挛（或失弛缓）的情况，帮助判断憩室成因，对憩室的治疗方案有一定的指导意义。

（4）24h食管pH检测：有助于判断是否存在胃食管反流，因为有部分患者可以合并GERD的存在，在制订治疗方案时应该加以考虑。

（5）CT和MRI检查：主要用于发现食管周围是否存在淋巴结炎等异常情况。

六、诊断

无症状的食管憩室患者，多在因其他疾病进行吞钡X线或内镜检查时偶然发现；而有症状者，亦必须通过这两种影像学检查才能得到确诊。

七、鉴别诊断

一般来说，食管憩室不容易与其他疾病混淆，但是在某些特定的情况下，还是要注意与其他疾病进行鉴别。例如，内镜检查发现出血性憩室时，由于出血会导致内镜视野不清，对憩室的观察和判断就有可能出现偏差，尤其是出血较多时，与出血性食管溃疡或者扁平型食管癌出血不易区别，此时最好的办法是用8%去甲肾上腺素盐水冲洗出血部位，一般均可清楚观察到憩室边缘、溃疡面或者肿瘤表面。

八、治疗

由于大部分食管憩室是没有症状的，因此也就无须治疗，对这类患者只需进行追踪观察和相关知识的传授即可，让患者明白在发生具体的并发症时即时就医，每2～3年进行一次吞钡X线检查或者消化道内镜检查。而那些引起明显的临床症状，或者有并发症的食管憩室患者才需要接受治疗。

（1）改变饮食和生活习惯：充分咀嚼和进食流质有利于改善吞咽困难；对有消瘦的患者需给予高热量和高蛋白饮食；睡眠时取头高脚低45°角度有利于减轻胃食管反流，不良情绪会加重患者食管动力紊乱的情况，因此应该坚定患者战胜疾病的信心。

（2）药物治疗：药物主要治疗潜在的食管动力障碍，如平滑肌松弛剂（单硝酸酯和硝苯地平）、注射肉毒杆菌毒素、抗抑郁药（曲唑酮、丙咪嗪）以及抗反流药物（H2RAs和PPIs）。但是费用较高，目前无此方面成本效应的研究。

（3）内镜治疗：内镜主要针对潜在的动力障碍和食管狭窄进行治疗，包括内镜下扩张术和注射肉毒杆菌毒素。对于憩室本身的治疗，国外曾报道通过内镜下套扎治疗获得成功。

①食管狭窄扩张术：常用气囊扩张法和探条扩张法。由于存在憩室，扩张时必须在内镜监视下进行，并且需应用引导探条或气囊，以免造成穿孔，如果食管憩室太大，则应避免使用气囊扩张。禁忌证是术后食管造成解剖变异以及不能耐受内镜下扩张治疗的患者。气囊扩张的穿孔率达到4%～6%。

②肉毒杆菌毒素注射术：用前视型内镜，在G-E线处四个象限等量注射肉毒杆菌毒素

20 IU，如能在超声内镜监视下进行注射，可以更准确地把肉毒杆菌毒素注射入肌层，理论上来说应该有更好的效果。缺点是起效较慢，在注射3～12个月后才起效，而且必须定期重复注射。

（4）外科手术治疗：憩室较小、呈间断性或者宽而浅者，常常会自行消失而无须进一步治疗；只有当憩室较大、具有独立的突出部分，或者具有瘘管、发育异常、合并肿瘤以及术前内镜检查发现存在慢性炎症等情况，才需要手术治疗。准备实施外科手术治疗时，临床医生需要考虑三方面的问题，即如何处理潜在的动力障碍、憩室本身和如何预防术后并发症，尤其是GERD，以便更合理地设计术式。若切开肌层的长度太短，不足以解决狭窄；太长则易引起严重的GERD。

（5）微创疗法：与开放式手术相比，微创外科治疗具有创伤小、住院期和康复期短、死亡率低等优点。目前，较常应用的有腹腔镜和腔镜手术。在国外，经消化道内镜下食管憩室切除技术日渐成熟，主要用于治疗咽食管憩室。

消化道内镜下治疗咽食管憩室的大致过程如下：首先插入小儿内镜，再从内镜工作通道插入导丝，通过导丝置入鼻胃管并使之到达胃窦，鼻胃管的作用是在手术过程中提供良好的解剖方位并在治疗过程中保护食管壁，然后先用氩离子束电凝刀切开横隔膜表层，这时可见到下面的肌层组织，再用针状刀切开环咽肌纤维，直至剩下少许的隔膜组织。

九、预后

由于大多数食管憩室没有临床症状，可以终身维持现状。少数有症状或者并发症的食管憩室，则多需要进行外科手术治疗、微创治疗或者内镜下治疗，短期疗效是令人满意的，但是远期疗效尚有待大样本对照研究才能进一步评估，食管憩室经治疗后有一定的并发症，如复发、GERD、出血和穿孔等。

十、诊治体会

既然大多数食管憩室没有临床症状，一般也就很少并发出血。只有当食管憩室较大而深时，食物、胃反流物等容易淤积其中，造成局部黏膜炎症、糜烂，严重者甚至发生穿孔，这些情况可能导致憩室大出血，尤其是当憩室在主动脉弓处形成瘘管时，将发生致命性出血，必须及时紧急手术才有可能挽救患者生命。憩室黏膜炎症引起的出血一般不会是大量出血，而且有时是自限性的，只要消除或减少引起憩室炎症的因素，憩室炎症就可能减轻或者消失，出血自然也会停止；多数情况下，出血不止的憩室需要外科手术治疗才能治愈，目前尚未见内镜下治疗食管憩室出血的报道。如果仅是憩室黏膜轻微炎症引起的小量出血，可以先寻找并消除具体诱因，适当禁食，辅助用 PPIs 的抑酸剂和诸如硫糖铝之类的黏膜保护剂，理论上可以使出血停止，否则需要外科手术干预。

第三节　食管溃疡

一、概述

食管溃疡是由多种因素引起的、食管黏膜非连续性的破坏，是引起消化道出血很少见的原因，因此往往容易被临床医生所忽视；食管溃疡的特点是溃疡边缘清楚，男性略多于女性。日本的一个较大样本资料显示，食管溃疡的内镜检出率约为 1.2%（88/7564）。其中 GERD 和药物损害是最主要的因素，导致的食管溃疡占 80% 以上，主要表现包括出血、穿孔和狭窄，90% 以上经过非手术保守疗法获得痊愈。国内尚缺乏相关的资料。

二、病因发病学

临床上很多因素可以引起食管溃疡，其中最常见的致病因素为 GERD 和药物损害所致，占所有食管溃疡病因的 80% 以上，具体病因主要有如下几个方面：GERD、药物损害［包括阿司匹林和（或）布洛芬、硫酸亚铁、多西环素、阿莫西林、克拉维酸钾、红霉素、环苯扎林、硝苯地平］、霉菌感染、腐蚀剂损伤、异位胃黏膜、单纯疱疹病毒和人类免疫缺陷病毒（艾滋病病毒）感染、吻合口炎症性溃疡、异物，还有克罗恩病性食管溃疡和皮肤疾病相关的食管溃疡等。严格来讲，致病原因尚应该包括以下几个方面：食管肿瘤表面坏死和内镜治疗后产生的食管溃疡（如食管曲张静脉硬化剂注射后或套扎术后产生的溃疡），部分患者则未能查明原因，可称之为隐源性食管溃疡。

根据国外文献报道，食管溃疡可以发生在全段食管的任何部位，其中药物所致的溃疡以中段食管较多（占91%），而GERD所致者以下段多见（占80%）；直径在0.6～3.0 cm；可以单发，也可以多发；GERD的慢性、反复的胃酸反流，导致食管黏膜受到反复刺激而受损形成溃疡后，溃疡也可刺激黏膜纤维组织增生，胶原纤维沉积，最后形成食管狭窄。

食管溃疡的发生机制尚不清楚，但在理论上其病理过程与普通消化性溃疡的发病机制相似，都是因各种致病因素的直接攻击和食管防御机制的减弱或受到破坏，使食管黏膜的完整性遭到破坏，从而形成溃疡。尽管食管黏膜层及黏膜下层具有丰富的血管，特别是近食管-胃连接处有更丰富的血管网，但是药物所致溃疡出血的严重程度却取决于攻击因素的强弱，而非局部血管生理解剖的因素；如果食管溃疡的致病因素没有被消除，或者溃疡面积较大而且深，最终可能导致食管溃疡出血、穿孔和（或）狭窄，其中食管穿孔可以导致危及生命的其他并发症如纵隔炎、食管主动脉瘘等。

三、临床表现

食管溃疡的症状严重程度取决于溃疡的成因、溃疡的大小和深度以及溃疡周围黏膜的炎症严重程度。除少数吞服腐蚀剂或者对某些药物特别敏感者可以表现急性起病外，多数患者是缓慢起病，一旦发生穿孔或形成食管主动脉瘘，则可造成大出血而即刻致命。

（1）出血症状：据报道，由GERD引起的食管溃疡出血发生率<2%，而由NSAIDs引起的溃疡发生率则达到30%左右；在内镜检查过程中，医生可以观察到13.8%的GERD引发的溃疡有活动性出血；而药物所致的溃疡则有45%有活动性出血，其中以NSAIDs引起的中段食管溃疡出血倾向最为明显。溃疡较深、较大的患者，出血量往往较大，患者可伴有呕血，往往是损害了较深层、直径较大的血管出血所引起，如果发生食管主动脉瘘，将发生致命性的呕血，临床医生根本来不及抢救，患者将死于失血性休克，这时均应该与食管胃底曲张静脉破裂出血相鉴别；对于出血量不大的食管溃疡患者，可能仅有黑粪，进食少或未进食的患者甚至可以有少量柏油样粪便，如果患者进行胃肠减压，临床医生可以从胃管中抽出咖啡渣样胃内容物。

(2) 反流相关性症状：由于 GERD 是食管溃疡的主要病因，因此患者往往有与反流相关的症状如恶心、呕吐、伴或不伴有胸骨下端疼痛的上腹部疼痛，可以有胸痛并可能放射至背部。其中，胸痛被认为是反流所引起，与胃酸所致的烧心相似，这是由于溃疡的存在，不可避免地存在黏膜炎症，这两个因素都可能导致相应部位的疼痛，尤其是吞咽时疼痛会更明显，应该与心源性胸痛鉴别。国内有报道食管溃疡以顽固性呃逆为显著症状的病例。

(3) 吞咽困难：溃疡面积较大或伴有食管狭窄的患者，可以有不同程度的吞咽梗阻感，严重者出现吞咽困难，初期可能只是吞咽固体食物有困难，狭窄严重者可以连吞咽流质也有梗阻感或者吞咽不能。

(4) 继发于食管狭窄的症状：如果食管狭窄长时间得不到有效治疗，患者将因为进食困难而发生营养不良，表现在体重下降、贫血等。

四、并发症

食管溃疡发生并发症的情况并不多见，较深大的食管溃疡可能发生（大）出血、穿孔及穿孔导致的与周围脏器形成的瘘管，溃疡反复迁延不愈，最后可能导致食管狭窄。

五、诊断

上消化道内镜检查是诊断食管溃疡的主要手段，可以直观地显示溃疡的部位、大小和形状，必要时还可以做内镜下活体组织病理组织学检查，以判断溃疡的性质，如果发现食管溃疡有活动性出血，还可在内镜下即时实施各种止血治疗措施；超声内镜检查有助于判断溃疡侵及食管壁的深度，也有助于判断良、恶性溃疡和恶性溃疡的浸润深度以及有无周围淋巴结转移等。

NSAIDs 引起的食管溃疡在内镜下较有特点，多发生于食管中段，常是圆形、较表浅、散在分布，周边黏膜一般都是正常的，并发出血的机会较多。继发于 GERD 的溃疡则多发生于食管下段，内镜下形态多样，溃疡深浅、大小差异较大，并发出血的机会相对较少。

此外，内镜下尚可以发现食管溃疡的伴随病变，如食管炎、急性糜烂性胃炎、胃溃疡和（或）十二指肠球部溃疡、Hp 感染等；内镜检查对于鉴别合并大出血的各种食管疾病也具有决定性的意义。

上消化道吞钡 X 线检查对于观察食管壁蠕动情况有较大的优势，有利于判断食管狭窄的程度及长度，对扩张食管起到指引作用。

六、治疗

不管是什么原因导致的食管溃疡，只要没有并发症，PPIs 或 H2RAs 是常规使用的抑酸剂，剂量一般可以参考 GERD 的治疗剂量，如口服奥美拉唑 20 mg，每日 2 次，或者必要时静脉注射奥美拉唑 40 mg，每日 2～3 次。黏膜保护剂如硫糖铝、铝碳酸镁等也是常用药物，可以用咀嚼片或混悬剂。至于引起食管溃疡的不同原发病，在诊断明确后需要按照各自的特殊疗法加以治疗，否则，单纯针对食管溃疡进行治疗，溃疡可能会反复发作。

食管溃疡活动性出血的内镜治疗方法与胃十二指肠溃疡出血大致相同，可以进行内镜下喷洒止血药、注射止血剂或硬化剂、高频电凝电灼、APC、金属夹钳夹等止血方法。需要注意的是，食管壁较薄，在实施内镜治疗时应掌握适度的深度，以免产生穿孔等并发症。

此外，还有一个很重要的、在治疗时应予以足够重视的问题，就是治疗引起食管溃疡的病因。没有去除致病因素，食管溃疡将难以治愈或者反复发作。

七、诊治体会

一般而言，食管溃疡较少发生出血，合并出血者也是小量出血居多，只有当溃疡较深而大，侵及黏膜或黏膜下较大的血管才会发生大量出血，如果溃疡直接破溃至胸主动脉形成食管主动脉瘘，会导致致命性的大出血，患者呕血不止直至休克死亡；或者破溃至气管形成气管食管瘘，血液可以流入气管内导致患者不断咳血，严重时导致窒息，这两种情况多见于食管癌性溃疡晚期，是导致食管癌患者死亡的两个重要原因。

合并出血的食管溃疡，可以在内镜下实施一般的止血措施，如注射止血剂、高频电凝、APC、金属夹钳夹等止血方法，一旦发生大量出血，往往意味着病变侵及食管管壁较深，损伤的血管较大，此种情况下，患者往往需要外科手术治疗，内镜下止血一般只是暂时性，目的是抢救患者生命，为下一步治疗创造条件。

第四节 功能性消化不良

功能性消化不良（functional dyspepsia，FD）是指具有上腹痛或上腹烧灼感、上腹胀等症状，经检查排除了引起这些症状的胃肠道、肝胆道及胰腺等器质性疾病的一组临床综合征，症状可持续或反复发作，症状发作时间每年超过 1 个月。还可以有早饱、嗳气、食欲不振、恶心、呕吐、上腹不适等症状。流行病学调查显示，因消化不良症状就诊者占内科门诊总数的 30% 左右，占消化内科专科门诊的 70%，其中，功能性消化不良占消化内科专科门诊的 30%～40%。

一、病因与发病机制

（一）病因

健康人在消化间期表现为特征性的移行性复合运动波（MMC），其中 MMCⅢ期起清道夫的重要作用，餐后进入消化期，近端胃呈适应性舒张，容纳食物，远端胃收缩、蠕动，消化食物，使其变为细小的颗粒，胃窦、幽门与十二指肠的协调运动在排空过程中起重要作用。FD 患者的胃窦、幽门与十二指肠动力异常，不仅存在于消化期，而且见于消化间期，后者包括 MMCⅢ期出现次数减少，MMCⅡ期的动力减弱和十二指肠胃反流等，因此患者空腹就有症状，餐后也不减轻，甚或加重。

（二）发病机制

FD 的发病机制至今尚不完全清楚，可能与多种因素有关，目前认为，上胃肠道动力障碍是主要的病理生理学基础，内脏高敏感、精神因素和应激因素也一直被认为与其发病有密切关系。FD 患者存在个性异常，焦虑、抑郁积分显著高于正常人群和十二指肠溃疡组。

二、临床表现

（一）症状

FD 有上腹痛、上腹烧灼感、上腹胀、早饱 4 个主要症状，还可以有嗳气、食欲不振、恶心、呕吐等，常以某一个或某一组症状为主，至少持续或累积半年以上。在病程中症状也可发生变化，起病多缓慢，病程常经年累月，呈持续性或反复发作，不少患者由饮食、精神等因素诱发，部分患者伴有失眠、焦虑、抑郁、头痛、注意力不集中等精神症状，无贫血、消瘦等消耗性疾病表现。临床上将 FD 分为 2 个亚型：餐后不适综合征和上腹痛综合征。

（二）体征

FD 的体征多无特异性，大多数患者中上腹有触痛或触之不适感。

三、检查

（1）粪便中脂肪测定：脂肪定量分析是诊断脂肪泻的简单而可靠的试验，正常人 24 小时内粪便排出的脂肪量<6g，或脂肪吸收系数>94%；用 14C-三油酸甘油酯吸收试验，正常人每小时呼吸排出标记物大于给予量的 3.5%。

（2）维生素 B12 吸收的 Schilling 试验：异常常提示回肠末端病变，胰腺外分泌功能不全的病人也常有维生素 B12 吸收障碍，Schilling 试验也有助于诊断小肠细菌过度生长，特别是盲襻综合征、硬皮病和多发性小肠憩室，如盲襻综合征时 Schilling 试验的第 1、2 部分异常，适当的抗生素治疗后，Schilling 试验可恢复正常。

（3）影像学检查：B 超及内镜检查、其他影像学检查（包括 X 线检查、CT、MRI 等），其意义在于排除器质性疾病，有利于与胃及十二指肠溃疡、食管炎、肝、胆、胰腺疾病和肿瘤等器质性病变鉴别，X 线检查、MRI 成像技术在一定程度上还可以反映不同时间的胃排空率。

（4）胃排空测定技术：核素扫描被认为是测定胃排空的金标准，25%~50%的患者胃半排空时间延长，主要是对固体食物半排空时间延长。

(5) 胃动力检测技术：主要在专科医院或者科研机构应用。

四、诊断及鉴别诊断

（一）诊断

（1）上述消化不良的症状在1年中持续半年以上。

（2）内镜检查无食管、胃和十二指肠的溃疡、糜烂和肿瘤性病变，也无这类疾病病史。

（3）B超、X线、CT、MRI和有关实验室检查排除了肝、胆、胰腺疾病。

（4）无精神病、结缔组织病、内分泌和代谢疾病及肾脏病存在。

（5）无腹部手术史。

（二）鉴别诊断

1.慢性胃炎

慢性胃炎的症状与体征均很难与FD鉴别，胃镜检查发现胃黏膜明显充血、糜烂或出血，甚至萎缩性改变，则常提示慢性胃炎。

2.消化性溃疡

消化性溃疡的周期性和节律性疼痛也可见于FD患者，X线钡餐发现龛影和胃镜检查观察到溃疡病灶可明确消化性溃疡的诊断。

3.慢性胆囊炎

慢性胆囊炎多与胆结石并存，也可出现上腹饱胀、恶心、嗳气等消化不良症状，腹部B超、口服胆囊造影、CT等影像学检查多能发现胆囊结石和胆囊炎征象，可与FD鉴别。

4.胃癌

胃癌的早期常无特异的症状，只有胃镜和病理检查才能发现，但随着肿瘤的不断增长，影响到胃的功能时会出现消化不良的类似症状，在临床上主要表现为上腹部疼痛或不适感，食欲减退、恶心、呕吐等，但胃癌的发病年龄多在40岁以上，会同时伴有消瘦、乏力、贫血等，提示恶性肿瘤的所谓"报警"症状，通过胃镜检查及活组织病理检查不难确诊。

5.其他

FD还需与其他一些继发胃运动障碍疾病，如糖尿病胃轻瘫、胃肠神经肌肉病变相鉴别，通过这些疾病特征性的临床表现与体征一般可做出鉴别。

五、治疗

（一）治疗原则

主要是对症治疗，要遵循综合治疗和个体化治疗的原则。

（二）一般治疗

建立良好的生活习惯，避免烟、酒及服用非甾体抗炎药，避免个人生活经历中会诱发症状的食物；注意根据患者不同特点进行心理治疗，消除患者对所患疾病的恐惧和疑虑；失眠、焦虑者可于睡前适当口服镇静催眠药。

（三）药物治疗

1.抑制胃酸分泌药

适用以上腹痛伴有反酸为主要症状者，可选择碱性制酸剂或酸分泌抑制剂，如西咪替丁等 H2 受体阻断药或奥美拉唑等质子泵抑制药等。

2.促胃肠动力药

适用于以上腹胀、早饱、嗳气为主要症状者。多潘立酮为周围性多巴胺受体阻断剂，常用剂量为 10 mg，每天 3 次，饭前 15 min 服；莫沙必利为 5-羟色胺受体激动剂，用量为 5～10 mg，每天 3 次，餐前 15～30 min 服用，疗程 2～8 周。但莫沙必利可致腹鸣、稀便或腹泻、腹痛，心脏病病人更应慎用；甲氧氯普胺（胃复安）为中枢性及周围性多巴胺受体阻断剂，因长期服用锥体外系不良反应大，故现已少用或不用。近年来新的促胃肠动力剂，如依托比利等也可选用。对疗效不佳者，抑制胃酸分泌药和促胃肠动力药可轮换用或合用。

3.抗幽门螺杆菌治疗

对小部分 FD 伴有幽门螺杆菌感染的患者应加用杀灭幽门螺杆菌药物，一般采用三联或四联药物疗法。

4.抗抑郁药

上述治疗疗效欠佳而伴随明显焦虑、紧张、抑郁等症状者可试用抗抑郁药，但起效较慢。常用药有三环类抗抑郁药，如阿米替林 25 mg，每天 2～3 次；具有抗 5-羟色胺作用的抗抑郁药，如氟西汀 20 mg，每天 1 次，宜从小剂量开始。还可以选择黛力新，注意药物不良反应。

5.其他

可用黏膜保护剂，如氢氧化铝凝胶、铋剂、硫糖铝、麦滋林-S 等。

六、预防及护理

（一）预防

功能性消化不良患者在饮食中应避免油腻及刺激性食物，戒烟、戒酒，养成良好的生活习惯，避免暴饮暴食及睡前进食过量；可采取少食多餐的方法；加强体育锻炼；要特别注意保持愉快的心情和良好的心境。

（1）进餐时应保持轻松的心情，不要仓促进食，也不要囫囵吞食，更不要站着或边走边食。

（2）不要食用泡饭或（和）水进食，饭前或饭后不要马上大量饮用液体。

（3）进餐时不要讨论问题或争吵，以免影响消化吸收功能。

（4）不要在进餐时饮酒，进餐后不要马上吸烟。

（5）不要穿着束紧腰部的衣裤就餐。

（6）进餐应定时。

（7）避免大吃大喝，尤其是辛辣和富含脂肪的饮食。

（8）有条件者可在两餐之间喝一杯牛奶，避免胃酸分泌过多。

（9）少食过甜、过咸食品，过多食用糖果会刺激胃酸分泌。

（10）进食不要过冷或过烫。

（二）护理

（1）油炸食物要少吃：油炸食品不易消化，易增加胃肠负担，诱发本病，同时还易造成肥胖、高血脂等问题，不利于健康。

（2）腌制食物要少吃：腌制食物多靠盐浸泡，对胃肠功能有害，某些腌制食物还含有致癌的成分，多吃无益。

（3）生冷刺激食物要少吃：刺激性食物、生冷食物对胃肠黏膜有一定的伤害，常吃会导致胃肠道炎症疾病，进而诱发消化不良。

（4）饮食要有规律：有规律地进食可以让胃肠消化液分泌形成规律，有助于食物的消化。

（5）用餐要定时定量：平日吃饭很有规律，突然一次大吃大喝，肠胃分泌的消化液不够用，自然会造成消化不良。

（6）食物温度要正好：食物太凉或者太烫，对胃肠黏膜都有伤害，最好是在食物不烫不凉、温热的时候进餐。

（7）细嚼慢咽：食物咀嚼的越充分，胃肠道消化起来越容易，发生消化不良的概率也越低。

（8）饮水要看时间：餐后饮水会稀释胃液，降低胃消化食物的功能，所以最好在餐前1h饮水。

（9）保暖防寒：胃部受凉极易发生胀气、胃功能受损等问题，为了避免出现消化不良的问题，一定要注意给胃部保暖。

七、饮食保健

FD患者宜摄入含蛋白质或钙质较多的食物，如乳类、乳制品、瘦肉类、鱼虾、鸡蛋黄、咸鸡蛋、松花蛋、豆类等。

第五节 功能性嗳气症

正常人在进食和饮水时会吞入一定量的气体，并于食管下括约肌松弛时从口中排出气体，因此嗳气是一种正常的生理现象，只有在嗳气量过多、影响生活质量、患者受到困扰时才称为疾病。罗马Ⅲ功能性胃肠病诊断标准将嗳气症分为吞气症和非特异性过度嗳气。

一、病因

（一）胃出口梗阻

嗳气是十二指肠溃疡常见的并发症，还伴有上腹部胀满不适、厌食、恶心、呕吐。

（二）食管裂孔疝

嗳气常发生于进食后，且常伴有胃灼热、酸性液反流以及腹胀。患者常抱怨胸骨下或心前区钝痛，也可放射到肩部。其他症状包括吞咽困难、恶心、体重减轻、呼吸困难、呼吸急促、咳嗽和口臭。

（三）消化性溃疡

这种常见的疾病常导致嗳气。它的基本症状是胃灼热和胃烧灼痛。进食后、服用抗酸或减少分泌物的药物后可减轻。伴随的症状和体征包括吞咽困难、恶心、呕吐、黑粪、腹胀、饱食感和上腹部压痛。

（四）上肠系膜动脉综合征（急性）

嗳气和口臭是这种稀有病症的晚期表现。嗳气通常发生于进食后且常伴有反胃。

（五）儿童

吞气症是儿童嗳气最常见的病因。他们经常在进食或苦恼时吞咽空气。器质性病变很少发生。若有则多为解剖学异常，比如无神经细胞性巨十二指肠。

（六）老年

老人牙齿的减少或其他牙科问题和唾液腺功能减退通常导致咀嚼减少，因而吞咽大量的食物和空气。这些因素和胃酸分泌减少以及胃蠕动减退常导致嗳气加剧。

二、临床表现

胃中气体上出咽喉所发出的声响，其声长而缓。嗳声频作而响亮，嗳气后脘腹胀减，嗳气发作因情志变化而增减者，多为肝气犯胃，属实证。嗳气低沉断续，无酸腐气味，兼见纳呆食少者，多为胃虚气逆，常见于老年人或久病体虚之人，属虚证。嗳气频作，无酸腐气味，兼见脘痛者，多为寒邪客胃，属寒证。

三、诊断

罗马Ⅲ有关嗳气症的诊断标准是症状出现至少6个月，近3个月满足以下标准：①每周至少发生数次反复嗳气；②可以客观地观察或检测到吞咽空气。

非特异性过度嗳气的诊断条件是症状出现至少6个月，近3个月满足以下标准：①每周至少发生数次反复嗳气；②没有过度吞咽空气的证据。

罗马Ⅲ中的吞气症包括了"胃以上的嗳气"和"胃的嗳气"。有研究通过多通道腔内电阻抗监测气体在食管内的运动模式指出，嗳气只是一个症状，可由多种不同的机制引起，且嗳气是不自觉的动作，其动力模式与胃食管反流相似。

吞气症的诊断主要依靠完整的病史采集和对患者吞咽气体的观察。特别留意嗳气可解释的病因。询问患者是否是在喝碳酸饮料后出现嗳气，是否是在吃完东西后立即或几个小时后出现嗳气，呕吐或服用制酸剂后是否有好转，判定患者是否同时伴有腹痛和胃灼热。如果是，让其描述其部位、持续时间和强度。也要询问其最近是否有体重减轻、食欲减退、胃灼热、恶心、呕吐。是否注意过排便习惯的改变，躺下的时候有否呼吸困难。典型病例无须做进一步的检查。过度嗳气可以合并胃食管反流病，因此对诊断困难的患者可考虑行pH监测和经验性抑酸治疗。该病应与功能性消化不良中的嗳气相鉴别，功能性消化不良的嗳气与胃扩张的敏感性增加有关。患者试图通过嗳气来缓解上腹不适；消化不良通常合并嗳气，但对抑酸治疗无反应。尽管目前尚无吞气症和伴有嗳气的消化不良患者存在心理异常的心理学证据，治疗前筛选精神因素还是很有必要的。通过病史和症状观察可鉴别嗳气与反胃。

四、治疗

目前尚无针对吞气症的药物。对患者症状做详细的解释可以消除患者对症状的担忧，减轻其思想负担。可建议患者改变饮食习惯，如避免进食甜食和嚼口香糖，缓慢进食、小口吞咽，避免饮用碳酸饮料等。尝试嗳气时做扩胸动作，有时嗳气可以停止。

（1）姜蜜煎：治久咳噫。生姜汁半合，蜜一匙，煎温呷，三服愈。

（2）孙氏方：治诸气呃噫。橘皮 100 g，水 500 ml，煎五合，顿服，或加枳壳尤良。

（3）经验方：治呃噫不止。川椒四两炒研，面糊丸，梧子大，每服十丸，酢汤下疗效高。

五、饮食保健

当出现连续性或顽固性嗳气时，首先要在饮食上做好护理措施：一方面不要刺激到胃，不吃辛辣刺激性食物，如辣椒、生蒜、芥末等；还要避免油炸食物；豆类含有丰富的营养物质，但是豆类所含的低聚糖被肠道细菌发酵，能分解产生一些气体，会引起嗳气等问题，嗳气患者也应避免。另一方面要多吃养胃食物，果胶可保护胃部免受刺激，减少溃疡，南瓜含有丰富果胶，可适当多吃。最后要保持良好的心态。同时要积极治疗脾胃病。

第二章 循环系统疾病

第一节 心力衰竭

心力衰竭（HF）是指各种心脏结构或功能性疾病导致心室充盈及（或）射血能力受损而引起的一组综合征。由于心室收缩功能下降射血功能受损，心输出量不能满足机体代谢的需要，器官、组织血液灌注不足，同时出现肺循环和（或）体循环淤血，临床表现主要是呼吸困难和无力而致体力活动受限和水肿。某些情况下心肌收缩力尚可使射血功能维持正常，但由于心肌舒张功能障碍左心室充盈压异常增高，使肺静脉回流受阻，而导致肺循环淤血。后者常见于冠心病和高血压心脏病心功能不全的早期或原发性肥厚型心肌病等，称为舒张期心力衰竭。心功能不全或心功能障碍理论上是一个更广泛的概念，伴有临床症状的心功能不全称为心力衰竭，而有心功能不全者，不一定全是心力衰竭。

各种心血管疾病由于心脏长时间负荷过重，心肌损伤及收缩力减弱，而导致心力衰竭。按其发展过程可分为急性和慢性心力衰竭两种，但根据其临床症状表现又可分为左心衰竭、右心衰竭和全心衰竭。本节重点讨论慢性心力衰竭。

一、病因、发病机制与病理

（一）病因与发病机制

1.基本病因

（1）原发性心肌损害

①缺血性心肌损害：冠心病心肌缺血和（或）心肌梗死是引起心力衰竭的最常见的原因之一。

②心肌炎和心肌病：各种类型的心肌炎及心肌病均可导致心力衰竭，以病毒性心肌炎

及原发性扩张型心肌病最为常见。

③心肌代谢障碍性疾病：以糖尿病心肌病最为常见，其他如继发于甲状腺功能亢进或减低的心肌病，心肌淀粉样变性等。

（2）心脏负荷过重

①压力负荷（后负荷）过重：见于高血压、主动脉瓣狭窄、肺动脉高压、肺动脉瓣狭窄等左、右心室收缩期射血阻力增加的疾病。为克服增高的阻力，心室肌代偿性肥厚以保证射血量。持久的负荷过重，心肌必然发生结构和功能改变而终至失代偿，心输出量下降。

②容量负荷（前负荷）过重：见于以下两种情况：a.心脏瓣膜关闭不全，血液反流，如主动脉瓣关闭不全、二尖瓣关闭不全等；b.左、右心或动静脉分流性先天性心血管病如间隔缺损、动脉导管未闭等。此外，伴有全身血容量增多或循环血量增多的疾病如慢性贫血、甲状腺功能亢进症等，心脏的容量负荷也必然增加。容量负荷增加早期，心室腔代偿性扩大，心肌收缩功能尚能维持正常，但超过一定限度心肌结构和功能发生改变即出现失代偿表现。

2.诱因

（1）感染

心脏病患者有肺淤血，容易发生肺部感染。发热、咳嗽等都可增加心脏的负担，且毒素能损害心肌。所以肺部感染是最常见最重要的诱因。另外风湿热可直接损害心肌，是引起心力衰竭的原因之一。病毒性心肌炎一旦并发感染性心内膜炎，将进一步损害瓣膜及增加心脏负担，促发心力衰竭。

（2）体力劳动、情绪及气候

长期过度劳累或情绪波动可加重心脏负担而诱发心力衰竭。气候突然变化，如寒冷、酷热及潮湿亦可引发本病。

（3）治疗不当及摄钠过多

心力衰竭患者经治疗症状缓解后，未作善后调治，患者自动减少或放弃洋地黄及放宽控制盐的摄入，一旦病症复发又大量服用洋地黄，产生洋地黄中毒，两者都是引起心力衰竭的重要原因。

（4）心律失常

器质性心脏病常可引起心律失常，尤其是心动过速及过缓都会增加心脏负担，影响心脏排血量，房性心动过速时可减少心室充盈。心室率快的心房颤动可使心输出量减少。特别是在高血压、二尖瓣狭窄及肥厚性主动脉瓣狭窄等时，丧失心房收缩的危害性更大。

（5）其他

原有心脏病变加重或并发其他疾病如冠心病发生心肌梗死，风湿性心瓣膜病出现风湿活动，合并甲状腺功能亢进或贫血等。

（二）病理

当各种原因致心肌收缩力减退或负荷过重时，机体通过神经内分泌或心血管系统进行代偿，从而产生一系列变化。

1.机体的代偿反应

左心功能不全时，每搏输出量与心输出量减少，机体全面启动神经体液机制进行代偿，首先是交感神经—肾上腺素能活性增加，促使血浆儿茶酚胺水平增加，从而引起一系列变化，如心率增快、心肌收缩力增强、静脉收缩、回心血量增多，通过FrankGStarling定律增加心搏量，以及肾素—血管紧张素系统激活，使心肌收缩力增强，周围小动脉收缩，维持动脉压保证重要器官的血供。然而，上述调节虽在心力衰竭初期尚能代偿，使心泵血功能得以维持，但在代偿过程中潜在着使前后负荷增加的不利因素。

2.心脏的代偿反应

心功能不全时心脏的代偿反应包括心肌肥厚与心腔扩大。长期的心脏负荷过重可引起心室肥厚，心肌收缩单位增多，心脏收缩功能增强，而每个单位的负荷却不增加，心室壁增厚而张力不增加，通过这一缓慢的代偿过程，可使心脏在较长时间里有效地维持泵血功能。但是，肥厚的心肌能量相对缺乏，血供相对不足，以致发生一系列生化改变而导致机械功能异常。心肌肥厚时，心肌顺应性减低，加之能量缺乏，心脏舒张功能出现障碍，持续负荷过重，心肌纤维变性进而引起死亡，使残缺的心肌细胞所承受的负荷更重，如此形成恶性循环，促使心力衰竭呈进行性恶化。

二、临床表现

根据心力衰竭的临床表现，可将其分为左心衰竭、右心衰竭和全心衰竭三种类型。临床上左心衰竭最为常见，单纯右心衰竭较少见。左心衰竭后继发右心衰竭而致全心衰者，以及由于严重广泛心肌疾病同时波及左、右心而发生全心衰者临床上更为多见。

（一）左心衰竭

1.症状

左心衰竭以肺淤血及心输出量降低表现为主，临床主要表现为：呼吸困难（劳力性呼吸困难、端坐呼吸、夜间阵发性呼吸困难），咳嗽，咳血，咳吐泡沫样稀薄黏痰或粉红色泡沫痰，疲倦，头晕，心慌乏力，少尿。

2.体征

（1）心脏体征

一般都有心脏扩大，以左心室增大为主，心尖搏动向下移位，舒张早期奔马律，肺动脉瓣区第二心音亢进，第二心音分裂，心力衰竭早期可有交替脉，在心尖部可听到收缩期粗糙的吹风样杂音，口唇、耳垂及四肢末端发绀。

（2）肺部体征

两侧肺底可闻及湿性啰音，阵发性呼吸困难发作时，并可闻及哮鸣音，急性肺水肿时，两肺可闻及粗糙湿性啰音，部分患者可发生胸腔积液。

（二）右心衰竭

1.症状

右心衰竭是以体静脉淤血的表现为主，临床主要表现为：劳力性呼吸困难，腹胀，食欲不振，恶心，呕吐。

2.体征

（1）心脏体征

心脏向两侧扩大，可有功能性三尖瓣收缩期杂音，右心室舒张早期奔马律，心前区抬举样搏动，多数伴有窦性心动过速。

(2) 颈静脉怒张

颈静脉充盈为右心衰的早期征象，颈静脉搏动在取 45 度斜位时明显；肝—颈静脉回流征阳性。

(3) 肝脏肿大和压痛

为右心衰最重要和较早出现的体征之一，肝大以剑突下明显。

(4) 水肿

为下垂性凹陷性水肿，水肿一般起于踝部，严重者可出现胸腔积液、腹腔积液。心包少量积液。

(三) 全心衰竭

左、右心衰竭的症状、体征可同时存在，但多数患者是以一侧心力衰竭为主要表现。由于右室壁较左室壁薄，易于扩张，故全心衰时右心衰竭的表现常比左心衰竭明显。

(四) 心力衰竭分级

心力衰竭根据其临床表现，可按美国心脏病协会（NYHA）分级法，将心功能分为 4 级。

Ⅰ级：一般体力活动不受限制，不出现疲劳、乏力、心悸、呼吸困难，以及心绞痛等症状，无心力衰竭体征。

Ⅱ级：体力活动稍受限制，休息时无症状，但中等体力活动时即出现上述症状及体征。

Ⅲ级：体力活动明显受限制，休息时无症状，但轻微体力活动时即出现上述症状，卧床休息后症状好转，但不能完全消失。

Ⅳ级：不能做任何体力活动，休息时仍可有上述症状及明显的心力衰竭体征。

三、实验室检查及其他检查

(一) X 线检查

1.心脏扩大

突然左心室增大常提示为心肌收缩功能不全性心力衰竭。心影增大的程度取决于原来的心血管疾病，并可根据其变化特点，进一步确定引起左心衰的原发疾病。

2.肺部异常

（1）一般胸部X线检查常可发现肺血管纹理增粗，包括两上肺的肺静脉阴影显著，右或左中心肺动脉扩张肺间质密度增深，叶间渗出和KerleyB线。

（2）心力衰竭晚期可有胸腔积液，急性肺水肿时整个肺野模糊。若心包积液时可使心脏阴影普遍性增大。

（二）心电图检查

1.左心衰竭

心电图检查可发现左室肥大劳损，心动过速或其他心律失常及急性心肌梗死等改变。但多为引起左心衰竭的原发病表现，并非引起左心衰竭的直接征象。心电图上V1导联的P波终末向量（PTFGV1）是反应左心功能减退的良好指标，在无左房室瓣狭窄时，若PTFGV1<-0.03 mm·s，提示早期左心衰竭的存在。

2.右心衰竭

心电图可发现右心肥厚或伴劳损，若右心衰竭系继发于左心衰竭则有双侧心室肥厚表现。此外，常有低电压及心律失常等变化。

（三）超声心动图

能直接观察心内结构与功能变化，是一项心血管疾病诊断和血流动力学监测非常有效的诊断技术。通过超声心动图能确定引起心力衰竭的基本心脏疾病，能证实心功能不全，区分心包积液和普遍性心脏肥大。

（四）有创性血流动力学检查

对心功能不全患者目前多采用漂浮导管在床边进行，经静脉插管直至肺小动脉，测定各部位的压力及血液含氧量，计算心排血指数（CI）及肺小动脉楔压（PCWP），直接反映左心功能，正常时CI>2.5 L/（min·m^2）；PCWP<1.60 kPa（12 mmHg）。

（五）放射性核素检查

放射性核素心血池显影，除有助于判断心室腔大小外，以收缩末期和舒张末期的心室影像的差别计算 EF 值，同时还可以通过记录放射活性—时间曲线计算左心室最大充盈速率以反映心脏舒张功能。

四、诊断

心力衰竭的诊断是综合病因、病史、症状、体征及客观检查而作出的。首先应有明确的器质性心脏病的诊断。心力衰竭的症状体征是诊断心力衰竭的重要依据。疲乏、无力等由于心输出量减少的症状无特异性，诊断价值不大，而左心衰竭的肺淤血引起不同程度的呼吸困难，右心衰竭的体循环淤血引起的颈静脉怒张、肝大、水肿等是诊断心力衰竭的重要依据。

五、鉴别诊断

左心衰竭主要与肺部疾患所引起的呼吸困难相鉴别，右心衰竭主要和非心源性肺水肿相鉴别。

1.支气管哮喘

多有慢性、阵发性和季节性发作的病史，可自行缓解，心脏无特殊异常体征，肺部以哮鸣音为主。而左心衰竭则有心血管疾病的病史和体征，肺部除有哮鸣音外，常以湿性啰音为主。

2.渗出性心包炎

除有颈静脉怒张、肝肿大、水肿及腹腔积液外，尚有心尖搏动减弱或消失，心浊音界可随体位的变动而变化，心音轻而遥远，奇脉等。X 线、心电图、超声波检查有助于鉴别。

3.肝硬化水肿

患者无心脏病既往史，检查时心脏不扩大，无心脏病理性杂音，肺部无湿性啰音，无颈静脉怒张，重者可见腹壁静脉怒张及蜘蛛痣，常有明显的脾肿大，外周水肿不如心脏病显著，肝功能多有明显改变。

六、治疗

1.治疗原则和目的

从建立心力衰竭分期的观念出发,心力衰竭的治疗应包括防止和延缓心力衰竭的发生;缓解临床心力衰竭患者的症状,改善其长期预后和降低死亡率。为此,必须从长计议,采取综合治疗措施,包括对各种可导致心功能受损的危险因素如冠心病、高血压、糖尿病的早期治疗;调节心力衰竭的代偿机制,减少其负面效应如拮抗神经体液因子的过分激活,阻止心肌重塑的进展;对临床心力衰竭患者,除缓解症状外,还应达到以下目的:①提高运动耐量,改善生活质量;②阻止或延缓心肌损害进一步加重;③降低死亡率。

2.病因治疗

积极防治引起心力衰竭的基本原因与诱发因素,如感染、严重性贫血引起的心力衰竭,必须在其原发病得到控制和纠正后才能痊愈。高血压性心脏病引起的心力衰竭,可用降压药物得到改善。伴有阵发性心动过速或心房颤动等心律失常引起的心力衰竭,常在心率减慢或恢复窦性心律后得到改善或痊愈。

3.减轻心脏负荷

(1)注意休息

休息是减轻心脏负荷的主要方法,轻度心力衰竭时,限制体力活动即可,重度心力衰竭则需卧床休息,减少肌肉活动及全身氧的消耗,减慢心率,减少静脉回流,从而减轻心脏负担。

(2)控制钠盐的摄入

控制钠盐的摄入是减轻或消除水肿的重要方法之一,对轻度心力衰竭患者,可给予低盐饮食,但对明显水肿或严重心力衰竭患者,必需严格控制钠盐摄入,每日可限制在2~5 g。同时给予易消化及避免引起胀气的食物,少吃油腻。

(3)吸氧

对有缺氧表现或伴有肺炎、急性肺水肿、急性肺梗塞及急性心肌梗死所致的心力衰竭,多有明显发绀者,应给予氧气吸入治疗。

（4）利尿

利尿剂可减轻外周和内脏水肿，减轻心脏前后负荷，增加心输出量，改善心功能，缓解心力衰竭，起到间接的强心作用。常用利尿剂有以下几种。

①噻嗪类利尿剂：适用于各种慢性心力衰竭的轻、中度水肿及高血压心脏病伴有心力衰竭者，与洋地黄合用利水作用较好；双氢氯噻嗪，每次 25 mg，每日 2 次；环戊氯噻嗪，每次 0.25 mg，每日 2 次；氯噻酮，每次 100 mg，隔日 1 次。

②袢利尿剂：适用于难治性心力衰竭的顽固性水肿，急性肺水肿，严重心力衰竭伴代谢性酸中毒，重度全心衰竭伴心源性肝硬化等；呋塞米，每次 20～40 mg，每日 1～2 次，或 20～40 mg 静脉注射、肌内注射或静脉滴注；依他尼酸（利尿酸），每次 25～50 mg，每日 1～2 次，或 25～50 mg 静脉注射。

③保钾利尿剂：螺内酯，适用于难治性心力衰竭伴有严重水肿的患者，一般用量为 20 mg，每日 3～4 次；氨苯喋啶，利尿作用较弱，常与噻嗪类利尿剂合用，通常用量为每日 150～300 mg，分 2～3 次服用。

（5）血管扩张剂

①硝普钠：适用于急性左心衰与肺水肿、难治性心力衰竭，扩张型心肌病合并心力衰竭等，一般每日用 50～200 mg，最大剂量为 900 mg。

②硝酸甘油：每次含化 0.3 mg，最高剂量每次 0.9 mg；静脉滴注适用于危重病例，最初剂量为 10 μg/min，无效时每 5～10 分钟增加剂量 1 次，每次增加 5～10 μg/min，最高剂量 200 μg/min。

③二硝酸异山梨醇酯（消心痛）：适用于各种心脏病引起的急、慢性心力衰竭，口服初始剂量为 5 mg，可渐增至每次 20～40 mg，每 4～6 小时 1 次。

④苄胺唑啉：适用于急性心肌梗死并发左心衰竭，其他各种心脏病所致的左心衰竭和肺水肿、心源性休克，肺心病、难治性心力衰竭等。临床多以静脉滴注为主，常用量为 0.3 mg/min，可与多巴胺、多巴酚丁胺或阿拉明联合应用；酚妥拉明 40～80 mg 加多巴胺 40～80 mg 或阿拉明 20～40 mg 溶于 5%～10%葡萄糖 500 mL 内，以 1～2 mL/min 静脉滴注。

4.增强心肌收缩力

（1）合理应用洋地黄类药物

①作用机制：洋地黄通过对心肌细胞膜上钠—钾ATP酶的抑制作用，使内流的钙离子增多。同时可直接或通过迷走神经间接地降低窦房结的自律性或在心房纤颤时延缓房室传导而减慢心率。对心肌的耗氧量并不增加或可降低。

②适应证和禁忌证。

a.适应证：洋地黄适用于各种充血性心力衰竭，对伴有快速室率性心房颤动的心力衰竭效果特别显著。心脏病心肌收缩功能不全伴有心脏明显扩大者也可应激使用。对室上性快速心律失常者也有较好的疗效。

b.禁忌证：以下几种心脏病合并心力衰竭时应慎用或不用洋地黄：预激综合征伴心房颤动或扑动，II度或高度房室传导阻滞，肥厚型心肌病而无心房颤动或明显心力衰竭者，单纯性重度二尖瓣狭窄伴窦性心律者，低血钾症所致的心律失常。

③洋地黄制剂的分类：根据制剂发生作用的速度和作用时间的长短，可将洋地黄制剂分为以下三大类：

a.速效作用类：常用的有毛花苷丙（西地兰）、毒毛旋花子苷K、铃兰毒苷。

b.中效作用类：常用的有地高辛、甲地高辛、强心灵。

c.慢性作用类：常用的有洋地黄毒苷。

④给药方法：目前常用以下两种方法。

a.负荷量加维持量法：适用于心力衰竭重而需尽快控制，且在两周内未用过洋地黄者，可在短期内（1~3天）给予负荷量以取得最好的疗效，以后每日用维持量补充排泄所丢失的药量，借以维持疗效。常用西地兰或毒毛旋花子苷K，西地兰首剂用0.4~0.8 mg，以25%葡萄糖20 mL稀释后缓慢静脉注射，以后隔2~4小时给0.2~0.4 mg，直至负荷量（24小时达1.0~1.6 mg）。

b.单剂量应用法：即每日给予1次固定的地高辛，每日0.25~0.5 mg，药物在体内逐渐蓄积，经过6~8天，蓄积的地高辛即可达一个稳定水平，若每日仍按此固定剂量给药，体内的蓄积量即不再明显增加。这种给药方法适用于病情不太急，允许在3～5天内控制的心力衰竭患者。

⑤不良反应：常见的有胃肠道反应，如食欲减退、恶心呕吐等；心脏方面的表现主要是心律失常，临床上所见到的各种心律失常均可出现，最常见的有室性期前收缩二联律；神经系统的表现主要有头痛、忧郁、无力及黄视或绿视等。

（2）非洋地黄类正性肌力药

①肾上腺能受体兴奋剂，如多巴胺及多巴酚丁胺。

②磷酸二酯酶抑制剂，如氨力农、米力农等。

5.肾素—血管紧张素—醛固酮系统抑制剂

（1）血管紧张素转换酶抑制剂

血管紧张素转换酶（ACE）抑制剂用于心力衰竭时，其主要作用机制为：①抑制肾素血管紧张素系统（RAS），除对循环RAS的抑制可达到扩张血管、抑制交感神经兴奋性的作用外，更重要的是对心脏组织中的RAS的抑制，在改善和延缓心室重塑中起关键的作用；②抑制缓激肽的降解可使具有血管扩张作用的前列腺素生成增多，同时亦有抗组织增生的作用。总之，通过ACE抑制剂除了发挥扩管作用改善心力衰竭时的血流动力学、减轻淤血症状外，更重要的是降低心力衰竭患者代偿性神经—体液的不利影响，限制心肌、小血管的重塑，以达到维护心肌的功能，推迟充血性心力衰竭的进展，降低远期死亡率的目的。

近年来，国外已有不少大规模临床试验均证明即使是重度心力衰竭应用ACE抑制剂也可以明显改善远期预后，降低死亡率。提早对心力衰竭进行治疗，从心功能尚处于代偿期而无明显症状时，即开始给予ACE抑制剂的干预治疗是心力衰竭治疗方面的重要进展。

ACE抑制剂目前种类很多，长效制剂每日用药1次可提高患者的依从性。卡托普利为最早用于临床的含巯基的ACE抑制剂，用量为12.5～25 mg，每日2次；贝那普利半衰期较长，并有1/3经肝脏排泄，对有早期肾功能损害者较适用，用量为5～10 mg，每日1次；培哚普利亦为长半衰期制剂，可每日用1次2～4 mg。其他尚有咪达普利、赖诺普利等长效制剂均可选用。对重症心力衰竭在其他治疗配合下从极小量开始逐渐加量，至慢性期长期维持终生用药。ACE 抑制剂的副作用有低血压、肾功能一过性恶化、高血钾及干咳。临床上无尿性肾衰竭、妊娠哺乳期女性及对 ACE 抑制药物过敏者禁用本类药物。双侧肾动脉狭窄、血肌酐水平明显升高（>225 μmol/L）、高血钾（>5.5 mmol/L）及低血压者亦不宜应用本类药物。

（2）血管紧张素受体阻滞剂（Abs）

其阻断 RAS 的效应与 ACE 抑制剂相同甚至更完全，但缺少抑制缓激肽降解作用，其治疗心力衰竭的临床对照研究的经验尚不及 ACE 抑制剂。当心力衰竭患者因 ACE 抑制剂引起的干咳不能耐受者可改用 Abs，如坎地沙坦、氯沙坦、缬沙坦等。与 ACE 抑制剂相关的副作用，除干咳外均可见于应用 Abs 时，用药的注意事项也类同。

6.醛固酮受体拮抗剂的应用

螺内酯等抗醛固酮制剂作为保钾利尿药，在心力衰竭治疗中的应用已有较长的历史。近年来的大样本临床研究证明小剂量（亚利尿剂量，20 mg，1~2 次/日）的螺内酯阻断醛固酮效应，对抑制心血管的重构、改善慢性心力衰竭的远期预后有很好的作用。对中重度心力衰竭患者可加用小剂量醛固酮受体拮抗剂，但必须注意血钾的监测。对近期有肾功能不全，血肌酐升高或高钾血症以及正在使用胰岛素治疗的糖尿病患者不宜使用。

7.β受体阻滞剂的应用

从传统的观念来看，β受体阻滞剂以其负性肌力作用而禁用于心力衰竭。但现代的研究表明，心力衰竭时机体的代偿机制虽然在早期能维持心脏排血功能，但在长期的发展过程中将对心肌产生有害的影响，加速患者的死亡。代偿机制中交感神经激活是一个重要的组成部分，而β受体阻滞剂可对抗交感神经激活，阻断上述各种有害影响，其改善心力衰竭预后的良好作用大大超过了其有限的负性肌力作用。为此，20 世纪 80 年代以来不少学者在严密观察下审慎地进行了β受体阻滞剂治疗心力衰竭的临床验证，迄今有超过 20 项安慰剂对照的大规模临床研究证实了β受体阻滞剂治疗缺血性或非缺血性心肌病 CHF，与对照组相比其结果证实患者不仅可以耐受用药，还可以明显提高运动耐量降低死亡率。目前，认为在临床上所有有心功能不全且病情稳定的患者均应使用β受体阻滞剂，除非有禁忌或不能耐受。应用本类药物的主要目的并不在于短时间内缓解症状,而是长期应用达到延缓病变进展减少复发和降低猝死率的目的。进一步的研究是β受体阻滞剂的制剂选择问题,美托洛尔、比索洛尔等选择性阻滞β受体无血管扩张作用;卡维地洛作为新的非选择性并有扩张血管作用的β受体阻滞剂,用于心力衰竭治疗,大规模临床试验其结果均显示可显著降低死亡率。由于β受体阻滞剂确实具有负性肌力作用,临床应用仍应十分慎重。应待心力衰竭情况稳定已无体液潴留后,首先从小量开始,美托洛尔 12.5 mg/天、比索洛尔 1.25 mg/天、卡维地洛 6.25 mg/天,逐渐增加剂量,适量长期维持。临床疗效常在用药后 2~3 个月才出现。β受体阻滞剂的禁忌证为支气管痉挛性疾病、心动过缓、二度及二度以上房室传导阻滞。

七、预后与调护

(一)预后

心力衰竭的预后,决定于原有心脏病的情况及心功能不全的程度以及对治疗的反应。血流迟缓和长期卧床可致下肢静脉血栓形成,继而发生肺栓塞和肺梗塞。心脏内壁血栓可分别引起肢体和肺动脉栓塞。长期卧床,特别是肺水肿者易发生呼吸道感染。

(二)调护

1.调情志

不良的情志刺激可以加重或诱发心力衰竭,故应避免喜、怒、悲、恐、惊等情绪过极,以利于疾病的康复。

2.慎起居

起居不慎,外邪乘虚而入,是心力衰竭的一个重要诱发因素,起居谨慎有常,正气存内,邪不可干。

3.节饮食

暴饮暴食或进食难消化之食物,钠盐摄入过多,饮水量过大等,均可增加心脏负担,故患者平常应节制饮食以减少心脏的负担。

4.避劳累

劳累过度可增加心脏供血量,增加心脏负担,故宜慎之。

第二节 心律失常

一、概说

心律失常是指心脏激动的起源、频率、节律、传导速度和（或）传导顺序等异常。在多数情况下，心律失常并不是一种独立的疾病，而是众多心内外疾患或生理情况下的一种特殊临床表现，在少数情况下，心律失常以综合征的形式出现，如预激综合征、病态窦房结综合征和 Brugada 综合征等。心律失常的原因及诱因除最常见的心源性疾病以外，也可见于非心源性内科其他系统疾病及医源性因素如药物不良反应或中毒、介入性心脏疾患诊断与治疗、围手术期与麻醉等，日常生活因素如情绪激动、睡眠障碍、饮浓茶和咖啡、吸烟、酗酒等也是导致心律失常的重要原因。

二、病因病理

本病的病因很多，主要有外邪侵袭、七情刺激、饮食失节、体质虚弱等，其病位在心，与肝、脾、肾、胃等脏腑关系密切。心失所养、心脉瘀阻、脏腑功能失调是其基本病变，心悸、怔忡、脉律失常是其共同表现。

三、诊断

心律失常可以是不伴器质性疾病的单纯的功能失调，但多数是伴有器质性心脏病或其他系统疾病如甲状腺疾病、胆道疾病等器质性心律失常，其发生机制主要包括冲动形成异常和冲动传导异常。因心律失常的临床症状及体征多无特异性，其诊断主要依赖心电图、动态心电图、运动心电图、食管心电图，必要时应用心腔内电生理检查等方法，但病史采集仍能提供对诊断有用的线索：①心律失常的存在及其类型；②心律失常的诱发因素：烟、酒、咖啡、运动及精神刺激等；③心律失常发作的频繁程度、起止方式；④心律失常对患者造成的影响，产生症状或存在潜在预后意义；⑤心律失常对药物和非药物方法如体位、呼吸、活动等的反应。

（一）窦性心动过速

症状：多无症状，少数或有心悸、乏力、易激动等。

体征：心率 100～150 次/分钟，可有心尖搏动和颈部血管搏动增强，心音响亮，或可在心尖部听到收缩期杂音。

心电图：P 波为窦性型，PGR 间期大于 0.12 秒，PGP 间距短于 0.6 秒，心率一般在 100～150 次/分钟，P 波可能与前面的 T 波重叠。

（二）窦性心动过缓

症状：一般不引起症状，严重窦缓（如低于 45 次/分钟）可引起心绞痛、心功能不全或中枢神经系统功能障碍等症状。

体征：心率低于 60 次/分钟。

心电图：窦性 P 波，PGR 间期 0.12～0.20 秒（老年人可达 0.21 秒），PP 间距＞0.10 秒，TGP 段常显著延长。

（三）期前收缩（过早搏动）

症状：偶发者可无症状或自觉心跳停歇感或增强感，频发者有心悸、胸闷、乏力、头晕等，原有心脏病者可因此而诱发或加重。

体征：听诊心律不规则，可听到提前发生的早搏和其后较长时间的间歇，早搏的第一心音常增强，第二心音减弱或消失，脉搏触诊可发现间歇脉搏阙如。

心电图：房性早搏有提早出现的 P 波，形态与窦律不同，常重叠于 T 波上，PGR 间期大于 0.12 秒，QRS 波群形态大多与窦律相同，有时稍宽或畸形。结区性早搏 QRS 波群形态与窦性者相同，逆行波可出现于 QRS 之前，PGR 间期＜0.12 秒，或出现于 QRS 之后，其 RGP 间期＜0.20 秒，或埋没于 QRS 之中而无逆行 P 波，过早搏动后多有完全性代偿间歇。室性早搏有过早出现的 QRS 波群，形态异常，时限大于 0.12 秒，T 波与 QRS 波主波方向相反，SGT 段随 T 波方向移位，早搏后多有完全性代偿性间歇。

（四）阵发性室上性心动过速

症状：发作和终止常较突然，诱发因素多为情绪激动、体位突然改变、猛然用力或饱餐，有时并无明显诱因，发作时可有心悸、头晕、心前区不适、乏力，有时伴恐惧、不安和多尿。

体征：发作时心率在 150～250 次/分钟，心律绝对规则，不因呼吸和运动而变化，第一心音强度不变，心脏原有杂音减弱或消失。

心电图：有连续 3 次以上房性或结区性早搏，频率多在 160～220 次/分钟，节律规则，P 波形态与窦律不同，QRS 波形态一般尚正常，P 波与 T 波重叠。

（五）室性心动过速

症状：症状轻重视发作时心室率、持续时间、基础心脏病和心功能状况不同而异，非持续性室速通常无症状，持续性室速常伴有明显血流动力学障碍与心肌缺血，包括低血压、少尿、晕厥、气促、心绞痛等。

体征：听诊心律轻度不规则，第一、二心音分裂，收缩期血压可随心搏变化，如发生完全性室房分离，第一心音强度经常变化，颈静脉间歇出现巨大α波，当心室搏动逆传并持续夺获心房，心房与心室几乎同时发生收缩，颈静脉呈现规律而巨大的α波。

心电图：3 次以上连续室性早搏，QRS 波群增宽，超过 0.12 秒，心室率 100～250 次/分钟，节律可略不规则，P 波与 QRS 波群无固定关系。

（六）心房扑动与心房颤动

症状：可有心悸、胸闷与惊慌，心室率接近正常且无器质性心脏病的患者，可无明显症状。

体征：房扑时心室律规则，140～160 次/分钟，伴不规则房室传导阻滞时，心室率可较慢，且不规则，仔细听诊有时可听到心房收缩音，观察颈静脉可能看到心房收缩引起的频数静脉搏动，超过心搏率。房颤时心律绝对不规则，心音强弱不一，脉搏短绌，心室率多快速，120～180 次/分钟。

心电图：房扑时 P 波消失，代之以频发规则形状一致的房扑波（F 波），250～300 次/

分钟，QRS波群形状大致与窦性相同，房室比为2:1或4:1，房颤时P波消失，代之以大小形态不一的，且不整齐的房颤波（f波），心室律绝对不规则，QRS波群大致与窦性相同。

（七）房室传导阻滞

症状：Ⅰ度房室传导阻滞一般无症状，Ⅱ度房室传导阻滞或可有心悸或心脏停顿感，心跳缓慢时可有头晕、乏力、活动后气促，甚至晕厥。Ⅲ度房室传导阻滞除上述症状外，还可出现心、脑、肾等脏器供血不足的临床表现，如心、脑、肾功能不全等。

体征：Ⅰ度房室传导阻滞一般无体征，Ⅱ度房室传导阻滞可分为二型：莫氏Ⅰ型又称文氏见象，听诊时第一心音可强弱不等，在一系列规则的心脏搏动后出现一个长的间歇，在间歇前无过早搏动；莫氏Ⅱ型听诊可发现每隔一次或数次规则性心脏搏动后有一长间歇，或心率慢而规则；Ⅲ度房室传导阻滞或称完全性房室传导阻滞，心率在40次/分钟左右，心尖区第一心音强弱不等，有时第一心音特别响亮称"大炮声"，收缩压偏高，舒张压偏低而脉压增大，严重时因心室率突然减慢或暂时停搏而心音、脉搏暂时消失。

心电图：Ⅰ度房室传导阻滞，P波后均有QRS波群，PGR间期>0.20秒（老年人0.21秒）。Ⅱ度房室传导阻滞莫氏Ⅰ型（文氏现象）PGR间期逐渐延长，直至P波后脱落1次QRS波群，以后又周而复始。莫氏Ⅱ型PGR间期较为恒定，每隔1个、2个或3个P波后有一个QRS波脱漏。

四、鉴别诊断

各种类型的心律失常因临床症状及体征多无特异性，因此主要通过各种心电图或必要时通过心腔内电生理检查来鉴别。

五、并发症

功能性心律失常多预后良好，临床无明显并发症，伴有器质性心脏病的心律失常，其并发症的发生常与基础心脏病有关，严重缓慢性心律失常及严重而持久发作的室性心动过速、室上性心动过速、房颤等可出现心绞痛、心力衰竭及昏厥、休克甚至猝死，持久性房扑、房颤心房内常有血栓形成，可发生肺、脑、肢体等处栓塞。

六、治疗

（一）抗心律失常治疗原则

心律失常的类型和特点不同，其治疗原则也不同。对于任何类型的快速性心律失常，无论其起源是室性的还是室上性的，只要引起明显或严重的临床和血流动力学变化，就需立即予以终止，恢复窦性心律，对于同样的心律失常的慢性预防，在开始治疗前，必须尽力明确心律失常的机制，准确的诊断对于选择治疗方案非常重要，主要治疗原则：①明确心律失常的机制及严重程度；②明确可能存在的基础心脏疾病诊断及严重程度；③去除心律失常的诱因和可逆性病因；④明确抗心律失常治疗的原理和目标；⑤选择抗心律失常治疗的方案。

（二）常用抗心律失常药物

1. I类药物

（1）奎尼丁：应用转复房颤或房扑，首先给 0.1 g，试服剂量，如无不良反应，予 0.2 g、1 次/8 小时，连服 3 天左右，因其不良反应，且有报道本药在维持窦律时死亡率增加，近年已少用。

（2）普鲁卡因胺：治疗室速可先给负荷量静注 15 mg/kg，然后以 2～4 mg/min 静滴维持。口服曾用于治疗室性或房性期前收缩，或预防室上速或室速复发，0.25～0.5 g/次、1 次/6 小时。

（3）利多卡因：仅用于室性心律失常，负荷量 1.0 mg/kg，3～5 分钟内静注，继以 1～2 mg/min 静滴维持，但 1 小时内最大用量不超过 4.5 mg/kg。

（4）美西律：用于室性心律失常，起始剂量 100～150 mg/次、1 次/8 小时。

（5）莫雷西嗪：用于房性和室性心律失常，150 mg/次、1 次/8 小时。

（6）普罗帕酮：用于室上性和室性心律失常，初始剂量 150 mg、1 次/8 小时，最大 200 mg、1 次/6 小时。静注可用 70 mg/次，单次最大剂量不超过 140 mg，1 次/8 小时，总量不超过 210 mg。

2.Ⅱ类药物

（1）艾司洛尔：用于房颤或房扑紧急控制心室率，负荷量0.5 mg/kg，1分钟内静注，继之以0.05 mg/（kg·min）静滴4分钟。

（2）其他β受体阻滞剂：用于控制房颤和房扑的心室率，也可减少房性和室性期前收缩。如美托洛尔100～200 mg/天、2次/天；普萘洛尔口服10 mg/次、3次/天或阿替洛尔12.5～25 mg/次、3次/天，根据治疗反应和心率增减剂量。

3.Ⅲ类药物

（1）胺碘酮：用于室上性和室性心律失常，静注负荷量3～5 mg/kg，随后1～1.5 mg/min静滴6小时，以后根据病情逐渐减量，口服负荷量0.2g/次、3次/天、共5～7天，0.2g/次、2次/天、共5～7天，以后0.1～0.3g/次、1次/天维持。

（2）索他洛尔：用于室上性和室性心律失常，80～160 mg/次、2次/天。

（3）伊布利特：用于转复近期发生的房颤。成人体重≥60 kg者用1 mg溶于5%葡萄糖注射液50 mL内静注，成人＜60 kg者以0.01 mg/kg按上法应用。

（4）多非利特：用于房颤复律及维持窦律，250～500 g/次、2次/天。

（5）溴苄铵：5～10 mg/kg，用于其他药物无效的严重室性心律失常。

4.Ⅳ类药物

（1）维拉帕米：用于控制房颤和房扑的心室率，减慢窦速。80～120 mg、1次/8小时，最大剂量480 mg/天，静注用于终止阵发性室上速和某些特殊类型的室速，5～10 mg/（5～10）min静注。

（2）地尔硫䓬：用于控制房颤和房扑的心室率，减慢窦速，静注负荷量0.25 mg/kg，随后5～15 mg/h静滴。

5.其他

（1）腺苷：用于终止室上速，3～6 mg、2秒内静注，2分钟内不终止，可再以6～12 mg推注。三磷酸腺苷适应证与腺苷相同，10 mg、2秒内静注，2分钟内无反应，15 mg、2秒再次推注。

（2）洋地黄类：用于终止室上速或控制快速房颤的心室率，毛花苷丙 0.4~0.8 mg 稀释后静注，可以再追加 0.2~0.4 mg，或地高辛 0.125~0.25 mg、1 次/天口服。

（三）西医抗心律失常药物治疗方案

1.室上性快速心律失常

（1）窦性心动过速：去除引起窦速的原因，多不需要用药，必要时可首选β受体阻滞剂，有禁忌时，选用维拉帕米或地尔硫草。

（2）房性期前收缩：无器质性心脏病者，去除诱因，一般不需治疗；伴有缺血或心衰的房早，随着原发因素的控制往往能够好转，多不主张抗心律失常治疗；可诱发诸如室上速、房颤的房早应给予治疗，可考虑β受体阻滞剂。

（3）房性心动过速（房速）：治疗基础疾病，去除诱因；发作时治疗目的在于终止心动过速或控制心室率，可选用毛花苷丙、β受体阻滞剂、胺碘酮、普罗帕酮、维拉帕米或地尔硫草静脉注射；血流动力学不稳定者可采用直流电复律；合并病态窦房结综合征或房室传导功能障碍者，若必须长期用药，需安置心脏起搏器；特发性房速应首选射频消融治疗。

（4）室上性心动过速：阵发性室上速绝大多数为旁路参与的房室折返性心动过速及慢快型房室交界区折返性心动过速，一般不伴有器质性心脏病，射频消融已成为有效的根治办法。急性发作时终止发作除可用刺激迷走神经的手法、经食管快速心房起搏法及同步电复律法外，药物治疗可选用维拉帕米、普罗帕酮、腺苷或三磷酸腺苷、地尔硫草或胺碘酮等静脉注入。防止发作应首选经导管射频消融术以根除；药物有口服普罗帕酮或莫雷西嗪，必要时伴以阿替洛尔或美托洛尔，发作不频繁者不必长年服药。

（5）心房颤动

①控制心室率：地高辛和β受体阻滞剂是常用药物，必要时二药合用，剂量根据心率控制情况而定，若控制不满意可以换用地尔硫草或维拉帕米，个别难治者也可选用胺碘酮或行射频消融改良房室结。

②心律转复及维持窦性心律：房颤 24 小时后仍不能恢复则需进行心律转复，复律前应查明并处理可能存在的诱发或影响因素，如高血压、缺氧、急性心肌缺血或炎症、饮酒、

甲状腺功能亢进、胆囊疾病等。心律转复有药物转复和电复律两种方法，电复律见效快、成功率高。药物转复常用Ⅰa、Ⅰc及Ⅲ类抗心律失常药，包括胺碘酮、普罗帕酮、莫雷西嗪、普鲁卡因胺、奎尼丁、丙吡胺、索他洛尔等，一般用分次口服的方法，静脉给普罗帕酮、依布利特、多非利特、胺碘酮终止房颤也有效，转复后要用药维持窦律，此时可继续使用各有效药物的维持量，偶发的房颤不需维持用药。

③房颤血栓栓塞并发症的预防：建议首选华法林，使用华法林剂量建议用国际标准化比值（INR）作为抗凝监控指标，使 INR 在 2～3 的范围，若不能耐受可用阿司匹林 75～325 mg/天，超过 48 小时未自行复律的持续性房颤，在复律前以华法林 3 周（剂量保持使 INR 在 2～3 的范围），复律后继服华法林 4 周。

（6）心房扑动：Ⅰ型房扑射频消融是首选方法，成功率达到 83%～96%。药物治疗原则与房颤相同。

2.室性心律失常

（1）室性期前收缩

室性期前收缩预后意义因不同情况有很大差异，应进行危险分层而施治。

①不伴有器质性心脏病的室早，不支持常规抗心律失常药物治疗，应去除诱因，对有精神紧张和焦虑者可使用镇静剂或小剂量β受体阻滞剂，对某些室性期前收缩频繁、心理压力大且暂时无法解决者，可考虑短时间使用Ⅰb或Ⅰc类抗心律失常药（如美西律或普罗帕酮）。

②伴有器质性心脏病的室早，特别是复杂（多形、成对、成串）室早伴有心功能不全者预后较差，应进行危险分层，越是高危者越要加强治疗，首先应治疗原发病、控制促发因素，在此基础上用β受体阻滞剂作为起始治疗，一般考虑使用具有心脏选择性但无内源性拟交感作用的品种，Ⅲ类药可用于复杂室早患者（胺碘酮或索他洛尔）。

（2）有器质性心脏病基础的室速

①非持续性室速：主要针对病因和诱因，即治疗器质性心脏病和纠正如心衰、电解质紊乱、洋地黄中毒等诱因，在此基础上应用β受体阻滞剂。如果左心功能不全或诱发出有血

流动力学障碍的持续性室速或室颤，应该首选埋藏式心脏复律除颤器（ICD）。

②持续性室速：除认真寻找可能存在的诱因外，必须及时治疗室速本身，有血流动力学障碍者立即同步电复律，情况紧急也可非同步转复；药物复律可予胺碘酮静脉用药，心功能正常者也可以使用普鲁卡因胺或普罗帕酮，多形室速而QT正常者，先静脉给予β受体阻滞剂，常用美托洛尔5～10 mg稀释后缓慢静注，无效者，再使用利多卡因或胺碘酮，药物治疗无效应予电复律。预防复发，在可以排除急性心肌梗死、电解质紊乱或药物等可逆性或一过性因素所致的持续性室速是ICD的明确适应证。

（3）无器质性心脏病基础的室速

对起源于右室流出道的特发性室速可选用维拉帕米、普罗帕酮、β受体阻滞剂、腺苷或利多卡因，对左室特发性室速首选维拉帕米静注。预防复发可选择β受体阻滞剂、维拉帕米和地尔硫䓬，如果无效，可换用Ⅰc类（如普罗帕酮、氟卡尼）或Ⅰa类（如普鲁卡因胺、奎尼丁），特发性室速可用射频消融根治。

3.缓慢性心律失常

（1）窦性心动过缓

如心率不低于50次/分钟，无明显症状者，一般不需治疗；如心率低于50次/分钟，常引起心绞痛、心力衰竭、心源性晕厥、中枢神经系统功能障碍时，可用麻黄素、M胆碱受体阻滞剂口服或静滴，必要时可给异丙肾上腺素静滴。难以纠正者可考虑植入永久性人工心脏起搏器。

（2）房室传导阻滞

①病因治疗：包括解除迷走神经张力、纠正电解质失调、停用有关药物等，各种急性心肌炎、心脏直视手术或急性心肌梗死引起的房室传导阻滞，可试用肾上腺皮质激素治疗。

②药物治疗：可用异丙肾上腺素、麻黄素、阿托品口服或静脉给药。

③Ⅱ度二型或Ⅲ度房室传导阻滞伴心室率缓慢而影响正常血流动力状态时应考虑植入临时或永久性人工心脏起搏器。

第三节 高血压病

高血压是指在未使用降压药物的情况下心室收缩压≥140 mmHg 和（或）舒张压≥90 mmHg。高血压常与其他心血管危险因素共存，是重要的心血管疾病危险因素。

根据病因，通常将高血压分为原发性高血压（简称高血压）和继发性高血压。原发性高血压指迄今为止原因尚未阐明的高血压，以体循环动脉压升高为主要临床表现的心血管综合征，占高血压的 90%～95%；继发性高血压指由某些确定的疾病或原因引起的血压升高，占高血压的 5%～10%，如原发性醛固酮增多症、嗜铬细胞瘤、肾血管性高血压等。

高血压的患病率和发病率在不同国家和地区之间有显著差别，同时也会随着年龄的增长而升高。高血压在老年人中多见，尤以单纯收缩压升高为主。

一、病因病机

原发性高血压的病因为多因素，可分为遗传和环境因素两个方面。高血压是遗传易感性和环境因素相互作用的结果。一般认为在比例上，遗传因素约占 40%，环境因素约占 60%。

（1）与高血压发病有关的因素

①遗传因素：高血压病患者有显著遗传倾向，父母均有高血压，子女发病率高达 46%，约 60% 的高血压患者有高血压家族史。高血压的遗传可能存在主要基因显性遗传和多基因关联遗传两种方式。在遗传表型上，不仅血压升高发生率体现遗传性，而且在并发症发生、血压高度及其他有关因素方面也有遗传性。

②环境因素：环境因素包括饮食、精神刺激、吸烟等。研究表明，每日食盐摄入量、饮酒量与血压正相关，钾摄入量与血压呈负相关，高蛋白质摄入属于升压因素。同时，脑力劳动者、从事精神高度紧张工作、长期生活在噪声环境中的人高血压的患病率格外高。吸烟可使交感神经末梢释放去甲肾上腺素增加而导致血压升高，同时可以通过氧化应激损

害一氧化氮介导的血管舒张引起血压升高。

③其他因素：体重、药物等也可导致血压升高。腹型肥胖者容易发生高血压，避孕药、麻黄素、肾上腺皮质激素、非甾体抗炎药（NSAID）、甘草等也可以使血压升高。

（2）高血压的发病机制

①神经机制：各种原因引起的交感神经系统活性增强而导致血浆儿茶酚胺浓度增高，阻力小动脉收缩增强而导致血压增高。

②肾脏机制：各种原因引起的肾性水、钠潴留，导致血容量增加、心排血量增加，通过全身血流自身调节使外周血管阻力和血压升高。也可以通过排钠激素分泌增加而在排泄水、钠的同时使外周血管阻力增加而使血压升高。

③激素机制：肾素—血管紧张素—醛固酮系统（RAAS）激活。在由球旁动脉分泌的肾素的催化下，血浆中的血管紧张素原转化为血管紧张素Ⅰ（ANGⅠ），血管紧张素Ⅰ又在血管紧张素转换酶（ACE）的作用下降解为血管紧张素Ⅱ（ANGⅡ）。血管紧张素Ⅱ一方面直接使血管收缩或通过刺激肾上腺皮质球状带促进醛固酮合成和分泌，升高血压；另一方面血管紧张素Ⅱ可以促进肾上腺髓质和交感神经末梢释放儿茶酚胺类物质，通过增加心肌收缩力、外周血管阻力而使血压升高。

④血管机制：通常情况下，大动脉弹性和外周血管的压力反射波是收缩压与脉压的主要决定因素，近年来尤为重视动脉弹性功能在高血压发病中的作用。目前研究已知，覆盖血管内膜面的内皮细胞能生成、激活、释放各种血管活性物质，如一氧化氮（NO）、内皮素（ETG1）、前列环素（PGI2）等，来调节心血管功能。随着年龄的增长以及各种心血管危险因素的影响，如血糖升高、血脂异常、高同型半胱氨酸血症、吸烟等，氧自由基产生增多，一氧化氮灭活增强，氧化应激反应等均影响动脉弹性的功能和结构。由于大动脉弹性减退及脉搏波传导速度增快，反射波抵达中心大动脉的时相从舒张期提前到收缩期，出现收缩期延迟压力波峰，从而导致收缩压升高，舒张压降低及脉压增大。阻力小动脉结构（血管数目稀少或壁/腔比值增加）和功能（弹性减退和阻力增大）改变，影响外周压力反射点的位置或反射波强度，对脉压增大也起重要作用。

⑤胰岛素抵抗：大约有50%的高血压患者有胰岛素抵抗（IR）。胰岛素抵抗（IR）是指机体组织细胞对胰岛素的敏感性和反应性降低的病理现象，必须以高于正常的血胰岛素释放水平来维持正常的糖耐量。近年来研究认为，IR是2型糖尿病和高血压发生的共同病理生理基础，但导致高血压的机制目前尚未得到肯定解释。

（3）高血压发病的病理机制

高血压初期的病理改变仅为全身细小动脉痉挛，没有明显的病理形态改变。但是随着长期的血压升高，全身细小动脉发生硬化、内膜下透明样变、管壁增厚变硬、动脉壁弹力纤维增生、中层肥厚变硬、管腔狭窄，其中以肾细小动脉病变最为显著。在大中动脉内可出现内膜脂质沉积，形成粥样斑块、血栓，此多发生于冠状动脉、脑动脉、肾动脉及下肢动脉。

二、临床表现

根据病程进展和临床特点多将高血压病分为缓进型（良性）高血压和急进型（恶性）高血压。前者多见，后者则少见，仅占1%~5%，属于高血压危重症。

1.缓进型高血压

（1）一般症状

高血压大多数起病缓慢，缺乏典型的临床表现，早起血压常常在精神紧张、情绪激动或者劳累时才会升高，而经过休息则能恢复正常。此时多数患者无症状，或仅有轻度的头部不适，许多患者在体检或因他病就诊时才诊出高血压。随着病情的发展血压逐步升高，常表现为头晕、头痛、颈项不适、耳鸣、失眠、健忘、乏力、易激动等，典型的高血压头痛在血压恢复正常后即可消失。

（2）靶器官损害症状

①脑：本病后期常可并发急性脑血管病，脑血管合并症是我国高血压病最常见的合并症。包括脑出血、脑血栓形成、短暂性脑缺血发作、腔隙性脑梗死、高血压危象和高血压脑病等。

②心脏：高血压可以加重心脏后负荷，导致心肌肥厚、扩张。早期由于代偿，心功能

正常，但是随着病情发展则可出现心力衰竭、冠心病等并发症。

③肾脏：长期高血压可导致肾小动脉硬化。出现多尿、夜尿频多等症状提示肾浓缩功能减退。当肾功能进一步减退时可出现尿量减少、蛋白尿、血尿、管型尿等症状，严重者可发生肾功能不全甚至尿毒症。

④眼：眼部血管受累时，出现视力进行性减退。

2.急进型高血压

急进型高血压又称恶性高血压，多发生于中、青年，表现为血压突然升高，收缩压常高于 180 mmHg，舒张压持续在 130~140 mmHg，甚至更高。与缓进型高血压相比，症状更加明显，病情更加严重，发展更加迅速，以视网膜和肾功能损伤为特点。心、脑、肾损害在发病数月开始出现，并迅速恶化，最终多以尿毒症、急性脑血管病或心力衰竭死亡。

三、实验室及其他检查

1.尿常规

病程早期多正常，随着病情的进展可有少量蛋白、红细胞、透明管型等，肾功能明显损害时，尿比重固定在 1.010。

2.肾功能

早期肾功能检查可无异常，当肾实质严重损害时可见血肌酐、尿素氮升高，内生肌酐清除率降低，浓缩稀释功能减退。

3.血脂

可伴有血清总胆固醇、甘油三酯及低密度脂蛋白增高，高密度脂蛋白降低。

4.血糖、葡萄糖耐量试验及血浆胰岛素测定

部分患者可见空腹血糖升高，餐后 2 小时血糖及胰岛素升高。

5.眼底检查

高血压眼底改变分为 4 级：Ⅰ级，视网膜小动脉出现轻度的狭窄、硬化、痉挛和变细；Ⅱ级，视网膜小动脉呈中度硬化和狭窄，出现动脉交叉压迫征，视网膜静脉阻塞；Ⅲ级，动脉中度以上狭窄并且伴局部收缩，视网膜有棉絮状渗出、出血和水肿；Ⅳ级，视神经乳

头水肿并有Ⅲ级眼底各种改变。早期眼底可正常或有Ⅰ级改变，中期有Ⅰ～Ⅱ级改变，后期呈Ⅲ～Ⅳ级变化。

6. X线检查

X线检查时可见主动脉弓迂曲延长，升主动脉、降主动脉可扩张。心胸比率大于0.5时，提示左心室肥厚和扩张。左心衰时可有肺瘀血征象。

7. 心电图

心电图可见左心室肥大或兼劳损，同时也可见室性早搏、房性早搏、心房纤颤等心律失常表现。

8. 超声心动图

超声心动图是目前诊断左心室肥厚最敏感、可靠的诊断方法，左心室肥厚检出率为31.6%。高血压病时左室肥厚大多是对称性的，但有1/3左右的患者室间隔肥厚更为明显。同时，超声心动图还能有效评价高血压患者的心功能，包括舒张功能、收缩功能和左室射血分数等。

9. 动态血压监测

动态血压监测是由仪器自动定时测量血压，每间隔15～30 min自动测量，连续24小时或者更长。正常人的血压呈现明显的昼夜节律，动态血压曲线呈现双峰一谷，即夜间血压最低，清晨起床活动后血压升高，在上午6～10时及下午4～8时各有一高峰，而夜间血压明显降低。目前认为，动态血压的正常参考范围为：24小时平均血压＜130/80 mmHg，昼日血压平均值＜135/85 mmHg，夜间血压平均值＜120/70 mmHg。

动态血压监测可用于诊断"白大衣性高血压"，判断高血压的严重程度，了解其血压变异性和血压昼夜节律，指导降压治疗和评价降压药物疗效，帮助鉴别诊断等。

四、诊断及鉴别诊断

（1）诊断

①高血压的诊断主要依据诊室测量的血压值，安静休息坐位状态下测量上臂肱动脉部位血压，非同日3次血压值收缩压均≥140 mmHg和（或）舒张压≥90 mmHg可诊断为高

血压。如果患者既往有高血压史，现正在使用降压药，虽测量正常，也应诊断为高血压。确诊后尚须进一步分级并且鉴别是原发性还是继发性高血压。

②参照2004年中国高血压联盟的诊断标准及2010年《中国高血压防治指南》。

③根据高血压指南的要求，对高血压的诊断在进行血压水平分类的同时，也要进行危险性分层。其主要依据心血管危险因素、临床相关情况、靶器官损害几个方面进行危险性分层。

心血管病危险因素包括：吸烟、高脂血症、糖尿病、年龄＞60岁男性或绝经后女性、心血管疾病家族史（发病年龄：女性＜65、男性＜55岁）。

靶器官损害及合并的临床疾病包括：心脏疾病（心绞痛、左心室肥大、心肌梗死、既往冠状动脉旁路术、心力衰竭），脑血管疾病（脑卒中或短暂性脑缺血发作），周围动脉疾病，高血压视网膜病变（≥Ⅲ级），肾脏疾病（蛋白尿或血肌酐升高）。

（2）鉴别诊断

①肾实质病变：急、慢性肾小球肾炎，慢性肾盂肾炎，肾病综合征及糖尿病肾病等肾实质性疾病均可出现高血压。这些疾病早期均有肾脏病变的临床表现，在疾病后期会出现高血压症状。

a.急性肾小球肾炎。起病急骤，发病前1～3周多有链球菌感染史，伴随发热、水肿、血尿等表现。尿常规检查可见红细胞、蛋白、管型，血压表现为一过性升高。此病青少年多发。

b.慢性肾小球肾炎。本病与晚期高血压并发肾功能损害者常不易区别。本病多由急性肾小球肾炎转变而来或反复水肿史，明显贫血、血浆蛋白低、蛋白尿和血尿发生于血压升高之前，血压多表现为持续升高。

c.慢性肾盂肾炎。本病女性多见，多有尿路感染史，可有反复多年尿频、尿急、尿痛及发热症状，尿细菌培养呈阳性，尿中白细胞增多，静脉肾盂造影显示患者肾盂与肾盏变形。

②肾动脉狭窄：肾动脉狭窄引起肾缺血而使血压升高，有类似恶性高血压的表现，起病急，增高显著，药物治疗无效。一般可见舒张压中重度升高，体检可在上腹部或者肋脊

角处闻及血管杂音,肾动脉造影可确诊。

③嗜铬细胞瘤:瘤细胞在肾上腺髓质或交感神经分泌大量去甲肾上腺素和肾上腺素,引起阵发性或持续性高血压及代谢紊乱。高血压发作时有剧烈头痛、恶心、心悸、大量出汗等表现,发作间歇血压正常。血压升高期做血和尿儿茶酚胺及其代谢产物香草基杏仁酸(VMA)的测定,酚妥拉明试验,胰高血糖素激发试验等有助于诊断。超声、放射性核素扫描、CT、MRI等可确定肿瘤部位。

④原发性醛固酮增多症:为肾上腺皮质增生或肿瘤,导致分泌醛固酮增多。此病女性多见,以长期高血压伴随顽固性低血钾为特征。临床表现为多饮、多尿、肌无力或麻痹等症状。血压多为轻、中度升高。实验室检查可见血及尿醛固酮增多、低血钾、高血钠、代谢性酸中毒等。安体舒通试验阳性具有诊断价值。超声、放射性核素、CT、MRI检查可确定肿瘤部位。

⑤库欣综合征:又称皮质醇增多症。肾上腺皮质肿瘤或增生,分泌过多的糖皮质激素,使水、钠潴留而导致高血压。患者除有高血压外,还有满月脸、水牛背、向心性肥胖、多毛、皮肤细薄而紫纹、血糖增高等特征性表现。24h尿中17G羟类固醇、17G酮类固醇增多、地塞米松抑制试验或促肾上腺皮质激素兴奋试验阳性有助于诊断。

五、治疗

目标和原则。本病的治疗目标是有效地降低血压至正常范围,以防止靶器官损害,最大限度地减少或延迟并发症,降低病死率和病残率。对于轻度的高血压患者可以考虑选用中医药疗法,对于中、重度患者应以西药治疗为主。对于单纯服用西药血压控制不理想的患者,需要加用中药配合治疗。中西医结合疗法一方面可以更好地控制血压,另一方面还能有效地预防靶器官损害,改善症状,提高生活质量。

血压控制目标值。目前主张血压控制目标值应<140/90 mmHg;中青年患者血压应降至130/85 mmHg;合并糖尿病、慢性肾盂肾炎、心衰或病情稳定的冠心病患者应将血压降至130/80 mmHg;老年收缩期高血压患者,收缩压控制到150 mmHg以下,舒张压控制到70 mmHg以下。

对于确诊高血压的患者进行危险分层，然后制定合理的方案给予治疗。

低度危险组：以改善生活方式为主的非药物或者是中医药调理为主。

中度危险组：除改善生活方式外，还应给予药物治疗。

高度危险组：必须给予药物治疗。

极高危险组：必须尽快给予强化治疗。

（1）非药物治疗

非药物治疗包括戒烟、限酒、低盐饮食、减少脂肪摄入、控制体重、适当运动、保持良好心态等。

（2）降压药物治疗遵循的原则

①小剂量：初始治疗应从小剂量开始，如果降压有效但是未达到治疗目标，可以根据患者情况逐渐加量以达到最佳效果。

②优先选择长效制剂：以保证平稳降压，减少因血压波动而造成的心血管事件的发生，且能提高患者的依从性。

③联合用药：如单一药物降压效果不理想，可采用两种或者两种以上药物联合治疗，有助于提高降压效果而不增加不良反应。事实上 2 级以上高血压应给予联合治疗。对于血压≥160/100 mmHg 或高于目标血压 20/10 mmHg 或高危及以上患者，起始即可采用小剂量两种药物联合治疗。

④个体化：高血压是终身疾病，需终身服药。药物的选择取决于药物对患者的降压效应和不良反应。对于每个具体的患者来说，应根据其具体情况、药物有效性及耐受性，兼顾患者的经济条件和个人意愿，选用适合患者的降压药物。

（3）降压药物分类：目前临床常用的降压药物主要有五类：利尿剂、β受体阻滞剂、钙通道拮抗剂（CCB）、血管紧张素转换酶抑制剂（ACEI）、血管紧张素 Ⅱ 受体阻滞剂（ARB）。

①利尿剂：有噻嗪类、袢利尿剂和保钾利尿剂 3 类。用于轻中度高血压，尤宜于老年高血压包括老年单纯收缩期高血压、合并心力衰竭、肥胖者。噻嗪类是目前使用最多的利

尿剂，有氢氯噻嗪和氯噻酮。降压起效较平稳、缓慢，持续时间相对较长，作用持久。主要不良反应是低钾血症和影响血脂、血糖、血尿酸代谢，往往发生在大剂量时，因此推荐小剂量使用。保钾利尿剂可引起高血钾，不宜与ACEI、ARB合用，肾功能不全者禁用。袢利尿剂主要用于合并肾功能不全的高血压患者。

②β受体阻滞剂：有选择性（β1）、非选择性（β1与β2）和兼有α受体阻滞3类。常用的有美托洛尔、比索洛尔、阿替洛尔、卡维洛尔、拉贝洛尔。降压作用可能通过肾素释放的抑制、神经递质释放的减少、心排出量等达到降低血压的目的。降压起效较强而迅速，持续时间各种β受体阻滞剂有差异。适用于各种不同严重程度高血压，尤其是心率较快的中青年患者，或合并心绞痛、心肌梗死的患者，对老年人高血压疗效相对较差。β受体阻滞剂对心肌收缩力、房室传导及窦性心律均有抑制，并可增加气道阻力。因此，支气管哮喘、急性心力衰竭、病态窦房结综合征、房室传导阻滞和外周血管病患者禁用，酌情用于糖尿病及高脂血症患者。不宜与维拉帕米同用。较高剂量β受体阻滞剂治疗时切忌突然停药，以免引起撤药综合征。

③钙通道拮抗剂（CCB）：又称钙拮抗剂，分为二氢吡啶类和非二氢吡啶类，前者以硝苯地平为代表，后者有维拉帕米和地尔硫䓬。根据药物的作用持续时间，钙拮抗剂又可分为短效和长效。长效钙拮抗剂包括长半衰期药物，如氨氯地平等；脂溶性膜控型药物，如拉西地平和乐卡地平等；缓释或控释制剂，如非洛地平缓释片、硝苯地平控释片等。钙拮抗剂降压起效迅速，降压疗效和降压幅度相对较强，疗效的个体差异较小，与其他类型降压药物联合治疗能明显增强降压疗效。钙拮抗剂可用于中、重度高血压的治疗，适宜于单纯性收缩压增高的老年病患。主要缺点是开始治疗阶段有反射性交感活性增强，心率增快、面部潮红、头痛、下肢水肿等，尤其在使用短效制剂时。非二氢吡啶类抑制心肌收缩及自律性和传导性，不宜用于心力衰竭、窦房结功能低下或心脏传导阻滞患者。

④血管紧张素转换酶抑制剂（ACEI）：分为巯基、羧竣基和磷酰基三类。常用的有卡托普利、依那普利、贝那普利、赖诺普利等。此类药物降压起效缓慢，逐渐增强，与利尿剂联合应用可增强降压效果。ACEI抑制剂可用于各种类型、各种程度的高血压。由于ACEI

具有改善胰岛素抵抗和减少尿蛋白作用，对肥胖或者合并糖尿病、心脏病、肾脏靶器官损害的高血压患者具有较好的疗效，特别适用于伴有心力衰竭、心肌梗死后糖耐量减退或糖尿病肾病的高血压患者。ACEI常见的不良反应为刺激性干咳和血管性水肿，停药后可消失。高钾血症、双侧肾动脉狭窄患者和妊娠妇女禁用。血肌酐超过265.2 μmol/L的患者慎用。

⑤血管紧张素Ⅱ受体阻滞剂（ARB）：常用的有氯沙坦、缬沙坦、伊贝沙坦、替米沙坦等，降压作用缓慢而持久。各种不同ARB在降压强度上存在差异。低盐饮食或与利尿剂联合使用可明显增强降压效果。ARB最大的特点是不良反应很少，不引起刺激性干咳，持续治疗的依从性高。虽然在治疗对象和禁忌证方面与ACEI相同，但ARB具有自身疗效特点，总体作用明显优于ACEI类。

除了上述五大类主要的降压药物外，还有α受体阻滞剂，如哌唑嗪、特拉唑嗪；肾素抑制剂，如阿利吉仑；直接血管扩张剂，如肼屈嗪等。

（4）降压药物的合理应用

①降压治疗方案：大多数无并发症或者有并发症的患者可以单独或联合使用噻嗪类利尿剂、β受体阻滞剂、CCB、ACEI和ARB，从小剂量开始服用，逐步递增。临床实际使用时，降压药的具体选择受患者心血管危险因素状况、靶器官损害、并发症、降压疗效、不良反应以及药物费用等影响。目前认为，2级高血压（>160/100 mmHg）患者在开始治疗时就可以采用两种降压药物联合治疗，有利于血压在相对较短的时间内达到目标值，同时也可减少不良反应。值得注意的是，联合治疗应采用不同降压机制的药物。比较合理的两种降压药联合治疗方案是：利尿剂与ACEI或ARB；利尿剂与β受体阻滞剂；二氢吡啶类钙拮抗剂与β受体阻滞剂；钙拮抗剂与ACEI或ARB。同时，三种降压药合理的联合治疗方案除有禁忌证外必须包含利尿剂。

②有并发症的降压治疗

a.脑血管病：已发生过脑卒中的患者，降压治疗的目的是减少再次发生脑卒中的概率。高血压合并脑血管病患者不能耐受血压下降过快或过大，易发生体位性低血压，因此降压过程应平稳、缓慢，最好不减少脑血流量。可选择ARB、ACEI、长效钙拮抗剂或利尿剂。

注意从单种药物小剂量开始，再缓慢递增剂量或联合治疗。

b.冠心病：高血压合并稳定性心绞痛患者的降压治疗，应选择β受体阻滞剂、ACEI类和长效钙拮抗剂；发生过心肌梗死的患者应选择ACEI和β受体阻滞剂，有助于预防心室重构。

c.心力衰竭：高血压合并无症状左心室功能不全的患者，应选择ACEI和β受体阻滞剂，从小剂量开始；有心力衰竭症状的患者，采用利尿剂、ACEI或ARB和β阻滞剂的联合治疗。

d.慢性肾衰竭：终末期肾脏病患者时常伴有高血压，降压治疗的目的主要是延缓肾功能恶化，预防心、脑血管疾病发生。应该实施积极的降压治疗策略，通常需要三种或三种以上降压药物才能达到目标水平。ACEI或ARB在病情早、中期能延缓肾功能恶化，但要注意，在低血容量或病情晚期，肌酐清除率＜30 mL/min或血肌酐超过265 μmol/L时，反而有可能使肾功能恶化。血液透析患者仍须降压治疗。

e.糖尿病：高血压患者约10%有糖尿病和糖耐量异常，合并糖尿病的降压治疗为了达到目标水平，在改善生活行为基础上通常需要两种以上降压药物联合治疗。ARB或ACEI、长效钙拮抗剂和小剂量利尿剂是较合理的选择。ACEI或ARB能有效减轻和延缓糖尿病肾病的进展，同时改善血糖控制。

（5）高血压急症的处理：高血压危象和高血压脑病的处理原则基本一致，即应尽快降压，制止抽搐，防治并发症。一般先将血压（在数分钟到1h内）降低25%～30%为宜。

①迅速降压：首选硝普钠，该药通过直接扩张小动脉和小静脉的平滑肌而降压，为强有力的血管扩张剂，应在严密监测血流动力学的情况下避光静脉使用。开始剂量为10 μg/min，视血压情况逐渐加量以达到降压作用，一般临床常用最大剂量为200 μg/min。一般先将血压降到150～160/95～100 mmHg。也可用硝酸甘油代替硝普钠，硝酸甘油可扩张小静脉，选择性扩张动脉，可达到降压目的，开始10 μg/min静滴，可用至100～200 μg/min。如为嗜铬细胞瘤所导致的高血压危象，首选酚妥拉明5～10 mg快速静脉注射，起效后静脉维持，待血压降到160/100 mmHg时可逐渐减少用量，改为口服降压药物。

②制止抽搐：可用安定10～20 mg肌注或静推，苯巴比妥钠100～200 mg肌注。

③降低颅内压：20%甘露醇125～250 mL快速静滴，半小时内滴完。必要时可6 h重复

1次。也可用速尿40～80 mg静脉推注。

六、预防与调护

高血压及其引起的心脑血管疾病目前居于疾病死亡原因的首位，因此预防与调护格外重要。针对高血压应及早发现、及时治疗、坚持服药、减少并发症的产生，减少其严重后果。可以采取的预防措施有：保持乐观的情绪，注意劳逸结合；戒烟限酒；减少食盐、脂肪的摄入；控制体重，体重指数控制在24千克每平方米以内；定期健康检查，做到早发现，早治疗。

第三章 神经系统疾病

第一节 脑出血

脑出血（ICH）是指原发性非外伤性脑实质内的出血，也称自发性脑出血。可因动脉、静脉或毛细血管破裂引起，以动脉出血为多见。脑出血多发生于50岁以上的中老年人，近年有日趋年轻化倾向。本病来势急骤，在我国占急性脑血管病的20%～30%，急性期病死率为30%～40%。大脑半球出血约占80%，主要位于基底节区；脑干和小脑出血约占20%。

一、病因病理

脑出血的病因主要是高血压病，又称为高血压性脑出血，绝大多数是高血压病伴发的脑小动脉病变在血压骤升时破裂所导致，其他少见原因主要有颅内动脉瘤、脑动静脉畸形、脑动脉炎、血液恶性病、溶栓抗凝治疗后及脑肿瘤等。在长期高血压作用下小动脉平滑肌可透明样变，小动脉壁变薄，局部可在高血流压力下膨出成微小动脉瘤；局部因纤维素性坏死和透明样变而变薄的小动脉壁和微小动脉瘤在血压突然升高时破裂是引起脑出血最常见的原因。此外，脑动脉的外膜和中层结构较其他器官的动脉薄弱，也是脑出血发生较多的一个原因。

脑出血的主要病理改变是脑组织内出血，形成直径2～8 cm的血肿。多为单个，少数呈多灶性。脑出血多数发生于基底节区的壳核及内囊区，其次是脑叶、脑干及小脑齿状核区。壳核出血常侵入内囊或破入侧脑室，使血液流入脑室系统和蛛网膜下腔，形成继发性脑室出血或蛛网膜下腔出血。脑出血形成的血肿，产生占位效应，引发脑水肿，使脑组织受压，组织变形。至后期血肿软化坏死，则会形成中风囊。

二、临床表现

（一）一般症状

脑出血多发生于50岁以上的中老年人，男性略多见，冬春季节发病较多，患者多有高血压、头痛、头昏病史。通常在情绪激动、活动用力时突然发病，发病时血压明显升高，并出现头痛、恶心、呕吐、意识障碍和神经缺失症状，常在数分钟至数小时内达到高峰。

（二）定位症状

脑出血病人临床表现差异较大，可因出血部位和出血量不同而临床特点各异。

1.基底节区出血

约占全部脑出血的70%，尤以壳核出血最常见。由于出血损及内囊，并以内囊损害体征为突出表现，故又名内囊区出血。壳核出血又称为内囊外侧型，丘脑出血亦称内囊内侧型。

（1）壳核出血：又称为内囊外侧型，是高血压脑出血最常见的出血部位。由豆纹动脉尤其是外侧支破裂所致。起病后除脑出血具有一般症状外，很快出现"凝视病灶"症状和"三偏"症状，即可见头和眼转向出血病灶侧，三偏即偏瘫、偏身感觉障碍和偏盲。出血量大可有意识障碍，病灶位于优势半球可有失语。

（2）丘脑出血：又称为内囊内侧型，为第二出血常见类型，由丘脑膝状体动脉和丘脑穿通动脉破裂所致。亦表现突发对侧偏瘫、偏身感觉障碍甚至偏盲等内囊性三偏症状。本型病人，"三偏"征以感觉障碍明显，偏瘫完全，上下肢呈均等性瘫痪。可有特征性眼征，如眼球向下斜视，即"注视鼻征"。意识障碍多见且较重，瞳孔缩小，光反射消失。若出血累及下丘脑可引起中枢性高热、消化道出血、高血糖、肺水肿等并发症。本型预后较差，死亡率较高。

（3）混合型出血：临床表现基本同内侧型。

2.桥脑出血

多由基底动脉桥脑支破裂引起。一侧桥脑少量出血，表现为交叉性瘫痪（病侧周围性面瘫，对侧肢体中枢性瘫痪），两眼向病灶侧凝视麻痹。但多数累及两侧桥脑，出血破入第四脑室，病人处于深度昏迷状态，两侧瞳孔极度缩小，瞳孔呈"针尖样"。两侧面部及四肢均瘫痪，且瘫痪肢体呈弛缓性，病人有中枢性高热（体温在39 ℃以上，躯干热而四肢不热）的特征性体征，且出现中枢性呼吸障碍，少数患者出现去大脑强直。多于数天内死亡。

3.小脑出血

多由小脑齿状核动脉破裂所致。多数病人起病急骤、眩晕明显，频繁呕吐，枕部疼痛，发病初意识清楚，查体可见病灶同侧上下肢动作共济失调，可见眼球震颤而无瘫痪。重症者因血肿压迫脑干或破入第四脑室，迅速出现昏迷，中枢性呼吸困难，极易发生枕骨大孔疝死亡。小脑出血的发病率很低，但致残率很高，应早期诊断，手术清除血肿。

4.脑室出血

原发性脑室出血是由脑室脉络丛动脉或室管膜下动脉破裂出血、血液直接流入脑室内所致，较为少见。特点：多数病例是小量脑室出血，常有头痛、呕吐、脑膜刺激征，一般无意识障碍及局灶性神经缺损症状，预后良好。大量脑室出血起病急剧，1～2 h内迅速进入昏迷状态，频繁呕吐，双侧瞳孔缩小，出现四肢瘫痪，四肢肌张力增高，早期出现去大脑强直，双下肢病理反射阳性，预后不良，多在24 h内死亡。继发性脑室出血是由基底节区出血破入侧脑室，使血液充满脑室和蛛网膜下腔，小脑出血或桥脑出血可破入第四脑室。

5.脑叶出血

（1）额叶出血

①前额痛、呕吐、痫性发作较多见；②对侧偏瘫、共同偏视、精神障碍；③优势半球出血时可出现运动性失语。

（2）枕叶出血

①偏瘫较轻，而偏侧感觉障碍显著；②对侧下象限盲；③优势半球出血时可出现混合性失语。

（3）颞叶出血

①表现为对侧中枢性面舌瘫以及上肢为主的瘫痪；②对侧上象限盲；③优势半球出血

时可出现感觉性失语或混合性失语；④可有颞叶癫痫、幻嗅、幻视。

（4）枕叶出血

①对侧同向性偏盲，并有黄斑回避现象，可有一过性黑矇和视物变形；②多无肢体瘫痪。临床少见。

三、实验室及其他检查

1.影像学检查

（1）头颅 CT 扫描：是诊断脑出血安全有效的方法，可准确、清楚地显示脑出血的部位、出血量、占位效应、是否破入脑室或蛛网膜下腔及周围脑组织受损的情况。脑出血 CT 扫描示血肿灶为高密度影，边界清楚，在血肿被吸收后显示为低密度影。血量的估算：临床可采用简便易行的多田氏公式，根据 CT 影像估算出血量。方法如下：

出血量=0.5×最大面积长轴（cn）×最大面积短轴（cm）×层面数

（2）头颅 MRI 检查：对急性期脑出血的诊断 CT 优于 MRI，但 MRI 检查能更准确地显示血肿演变过程，对某些脑出血患者的病因探讨会有所帮助，如能较好地发现脑血管畸形、肿瘤及血管瘤等病变。

（3）脑血管造影：MRA、CTA 和 DSA 可显示脑血管的位置、形态及分布等，怀疑脑血管畸形、烟雾病（Moyamoya）、血管炎等可行此检查，尤其是血压正常的年轻患者应考虑，以查明病因，预防复发。

2.腰穿检查

脑出血破入脑室或蛛网膜下腔时，腰穿可见血性脑脊液。在没有条件时或不能进行 CT 扫描者，可进行腰穿，以协助诊断脑出血，但阳性率仅为 60%左右。对大量的脑出血或脑疝早期，腰穿应慎重，以免诱发脑疝。

四、诊断与鉴别诊断

（一）诊断要点

1.临床特点

（1）多在动态下急性起病。

（2）突发局灶性神经功能缺损症状，常伴有头痛、呕吐，可伴有血压增高、意识障碍和脑膜刺激征等。

2.辅助检查

头颅 CT 等检查可确诊。

（二）鉴别诊断

1.脑梗死

多在 60 岁以上，多于安静状态或睡眠中发病，10 余小时或 1～2 天达到高峰。全脑症状少。大面积全脑症状明显者与脑出血常无法鉴别。腰穿脑脊液呈血性，可协助诊断，而腰穿无血性脑脊液，不能排除小量出血。头部 CT 脑内低密度灶，能明确诊断。

2.蛛网膜下腔出血

本病发病较急，多在活动、情绪激动时发生，以剧烈头痛为主要临床表现，发病年龄以中青年人为主，无神经系统局灶症状或较轻，腰穿脑脊液呈血性可资鉴别。头颅 CT 示蛛网膜下腔高密度影。

3.脑栓塞

本病发病迅速，症状在瞬间达到高峰。多有心脏病病史，如风湿性心脏瓣膜病、心律失常、心房纤颤等。腰穿脑脊液正常，头颅 CT 示脑内低密度影。

五、治疗

（一）治疗原则

急性期主要防止进一步出血，控制脑水肿、降低颅内压是治疗本病的关键。

(二)治疗内容

1.一般治疗

(1)卧床休息

一般应卧床休息2~4周，避免情绪激动及血压升高。

(2)保持呼吸道通畅

昏迷患者应将头偏向一侧，以利于口腔分泌物及呕吐物流出，并可防止舌根后坠阻塞呼吸道，随时吸出口腔内的分泌物和呕吐物，必要时行气管切开。

(3)吸氧

有意识障碍、血氧饱和度下降或有缺氧现象的患者应给予吸氧。

(4)鼻饲

昏迷或有吞咽困难者在发病第2~3天即应鼻饲。

(5)对症治疗

过度烦躁不安的患者可适量用镇静药；便秘者可选用缓泻剂。

(6)预防感染

加强口腔护理，及时吸痰，保持呼吸道通畅；昏迷患者可酌情用抗生素预防感染。

(7)观察病情

严密观察患者的意识、瞳孔大小、血压、呼吸等改变。

2.调控血压

脑出血患者血压的控制并无一定的标准，应视患者的年龄、既往有无高血压、有无颅内压增高、出血原因、发病时间等情况而定。一般可遵循下列原则。

①脑出血患者不要急于降血压，因为脑出血后的血压升高是对颅内压升高的一种反射性自我调节，应先降颅内压后，再根据血压情况决定是否进行降血压治疗。

②一般脑出血急性期，如果收缩压＞200 mmHg或平均动脉压＞150 mmHg，应考虑积极持续降低血压；如果收缩压＞180 mmHg或平均动脉压＞130 mmHg，无疑似颅内高压证据者，间断或持续给药降低血压；如疑有颅内压升高者，降低血压时，还需要监测颅内压；

同时注意脱水。

血压降低幅度不宜过大，否则可能造成脑低灌注。收缩压＜165 mmHg 或舒张压＜95 mmHg，不需降血压治疗。

③血压过低者应升压治疗，以保持脑灌注压。

3.降低颅内压和减轻脑水肿

可用呋塞米 40～80 mg 加入 50%葡萄糖溶液 20～40 mL 中静注，也可用 20%甘露醇 250mL 快速静滴，必要时 6 h 后重复 1 次。应用利尿、脱水剂时由于大量排尿，会丢失大量电解质，因此要根据尿量补充。必要时可选择短期应用肾上腺皮质激素。

4.止血药物

一般不用止血药物，若有凝血功能障碍，可应用，时间不超过 1 周。

5.亚低温治疗

是辅助治疗脑出血的一种方法，基础和临床研究认为亚低温是一项有前途的治疗措施，而且越早用越好。

6.脑细胞增强剂

在病情稳定后，可静点脑细胞增强剂，如脑活素、脑蛋白水解物等，但效果尚待观察。

7.并发症的防治

预防肺部感染、上消化道出血和水电解质紊乱等。

8.手术治疗

主要采用的方法有以下几种：去骨瓣减压术、小骨窗开颅血肿清除术、钻孔穿刺血肿碎吸术、内窥镜血肿清除术、微创血肿清除术和脑室穿刺引流术等。

手术适应证有如下几点。①基底节区出血：中等量出血（壳核出血≥30 mL，丘脑出血≥15 mL）。②小脑出血：易形成脑疝，出血量≥10 mL，或直径≥3 cm 或合并明显脑积水，在有条件的医院应尽快手术治疗。③脑叶出血：高龄患者常为淀粉样血管病出血，除血肿较大危及生命或由血管畸形引起需外科治疗外，宜行内科保守治疗。④脑室出血：轻型的部分脑室出血可行内科保守治疗；重症全脑室出血（脑室铸形），需脑室穿刺引流加腰穿放液治疗。

六、预防与调护

1.预防

①预防和积极治疗高血压病，定期检测血压，早发现早治疗；血压控制在理想水平，血压要控制平稳。②已患高血压病者，保持舒畅的心情，切忌暴怒、突然用力等。③积极治疗与本病有关的疾病，如糖尿病、心脏病、高脂血症等。④改变不良生活习惯，如吸烟、酗酒；限制盐的摄入量，减轻体重；宜保持清淡饮食并避免大便干燥。⑤适度运动，提高身体素质。

2.调护

①病后应立刻送医院进行救治。②如有条件，病人转入重症监护病房，重点观察意识、瞳孔、呼吸、脉搏、血压、体温等。③保持呼吸道通畅，并给予氧气吸入。④对偏瘫、昏迷者，应定时翻身、变换体位，以防发生褥疮。

第二节　脑梗死

脑梗死又称缺血性脑卒中，是指因脑部血液循环障碍，缺血缺氧所致的局限性脑组织的缺血性坏死或软化。

目前临床常用的分型方法是按发病机制，将脑梗死分为动脉粥样硬化性血栓性脑梗死、脑栓塞、腔隙性脑梗死和脑分水岭梗死，脑梗死约占全部脑卒中的60%～80%。其病死率虽较脑出血为低，但其致残率却远高于脑出血。本节重点讨论动脉粥样硬化性血栓性脑梗死和脑栓塞所致的完全性脑卒中。

一、病因病理

1.病因

①动脉管壁病损：脑动脉发生粥样硬化或炎症使血管内膜粗糙，使血小板黏附，胆固

醇沉积，形成粥样硬化斑块使血管腔狭窄，甚至闭塞。②血液成分的改变：血液中的血小板、脂质、胆固醇、纤维蛋白原、红细胞、血糖等的数量过多或功能异常可引起血液黏稠度的增加，血液凝固性增强，导致动脉血栓形成。③低血容量改变：在脑动脉硬化的基础上，出现严重腹泻、呕吐、失血等血容量减少的疾病，使血液浓缩，形成血栓。④血流动力学改变：脑血流量的调节，受多种因素影响，而血压是影响脑血流量的重要因素。如平均动脉压低于 70 mmHg 时，在原有血管病变的基础上，局部脑组织极易发生供血障碍。⑤其他因素：一些全身性疾病如糖尿病、高脂血症，各种感染性动静脉炎、中毒、血液病等均可导致血管壁病变。⑥脑栓塞病人脑部的血管本身多无病变，绝大多数栓子来源于风湿性心脏病二尖瓣伴房颤所形成的附壁血栓脱落，及瓣膜病并发感染性心内膜炎的赘生物脱落。

2.病理

①脑缺血急性期梗死区核心部分一般于 3～6 小时坏死，但其周围还存在一层介于坏死和正常之间的脑细胞及尚可恢复的神经元和水肿带，称为缺血半暗带，其维持时间仅为 6 小时，如超过 6 小时，这部分脑细胞就会坏死。因此，在 6 小时内及时治疗，可有效防治半暗带的不可逆损害。②6～12 小时脑缺血区组织苍白、轻度肿胀，电镜下可见星形细胞肿胀、神经细胞线粒体破裂，细胞核固缩。③24～48 小时脑组织水肿更明显，灰暗变软，灰白质界限不清，电镜下可见大量神经细胞消失，星形细胞崩溃，梗塞范围大者，脑组织高度水肿，中线移位，甚至形成脑疝。④7～21 天梗塞中心区组织坏死、液化，坏死组织被吞噬细胞消除，逐渐出现新生毛细血管和增生的胶质细胞。⑤1～2 个月液化、坏死的脑组织被吞噬、清除，胶质细胞增生，小梗塞灶可变为胶质疤痕，大的病灶形成中风囊。⑥如梗塞区继发出血称为出血性梗塞，风湿性心脏病伴发的、接近皮质的容易继发出血。

二、临床表现

（一）动脉粥样硬化性血栓性脑梗死

动脉粥样硬化性血栓性脑梗死是脑梗死中最常见的类型，在脑动脉粥样硬化等原因引起的血管壁病变的基础上，管腔狭窄、闭塞或有血栓形成，引起相应区域脑组织坏死。

1.一般症状

①中老年人患者多见，病前有脑梗死的危险因素，如高血压、糖尿病或冠心病病史及血脂异常等。多数患者有短暂性脑缺血发作（TIA）发作病史，常于安静休息或睡眠时发病，起病在数小时或1~2天内达到高峰。②临床表现决定于梗死灶的大小和部位，主要为局灶性神经功能缺损的症状和体征，如偏瘫、偏身感觉障碍、失语、共济失调等，部分可有头痛、昏迷等全脑症状。③患者一般意识清楚，在发生基底动脉血栓或大面积脑梗死时，病情严重，出现意识障碍，甚至脑疝形成，最终导致死亡。

2.临床分型

依据症状和体征的演进过程可分为以下几种。

（1）完全性卒中

完全性卒中指发病后神经功能缺失症状较重、较完全，常于数小时内（＜6小时）达到高峰。

（2）进展性卒中

进展性卒中指发病后神经功能缺失症状在48小时内逐渐进展，或呈阶梯样加重。

（3）可逆性缺血性神经功能缺失

这是指发病后神经缺失症状较轻，持续24小时以上，但可于3周内恢复。

本节重点讨论完全性卒中，通常是颈内动脉主干、大脑中动脉主干或皮层支的完全性卒中，引起大面积脑梗死。

3.定位症状

（1）颈内动脉闭塞综合征

颈内动脉闭塞的临床表现复杂多样。如果侧支循环代偿良好，可以全无症状。如果侧支循环不良，可表现为大脑中动脉（或）大脑前动脉缺血症状。临床表现为病灶侧的霍纳（Horner）综合征；病灶侧单眼一过性黑矇，偶有永久性视力障碍（眼动脉缺血）；病灶对侧偏瘫及偏身感觉障碍等（大脑中动脉或大脑中、前动脉缺血）；优势半球病变可有失语等。当颈内动脉严重狭窄同时又有脑灌注不足时，可导致大脑前、中、后动脉供血区间的分水岭梗死。

(2) 大脑中动脉闭塞综合征

主干闭塞出现典型的三偏症状，即病变对侧偏瘫、偏身感觉障碍及偏盲。优势半球可有失语；由于主干闭塞引起大面积脑梗死，患者多有不同程度的意识障碍，脑水肿严重时可导致脑疝形成，甚至死亡。

(3) 大脑后动脉闭塞综合征

主干闭塞引起对侧同向性偏盲、偏瘫及偏身感觉障碍，丘脑综合征，优势半球受累可伴有失读症。

(4) 椎—基底动脉闭塞综合征

主干闭塞常引起脑干广泛梗死，出现脑神经、锥体束及小脑症状，如突然眩晕、恶心呕吐、共济失调、瞳孔缩小、四肢瘫痪、肺水肿、消化道出血、昏迷、高热等，常因病情危重死亡。

(二) 脑栓塞

脑栓塞是指血液中的各种栓子随血流进入脑动脉，造成血液供应中断，引起该动脉供血区脑组织缺血性坏死，出现局灶性神经功能缺损。脑栓塞约占脑卒中的15%~20%。最常见的病因是心源性脑栓塞，以风湿性心脏病二尖瓣狭窄伴房颤所形成的附壁血栓脱落及瓣膜病并发感染性心内膜炎的赘生物脱落多见。

任何年龄均可发病，但以青壮年多见，患者多有风湿性心脏病、心房颤动及大动脉粥样硬化等病史。常无前驱症状，在所有脑卒中患者中，此类患者起病最为急骤，症状常于瞬间即达高峰，多表现为完全型卒中。

大多数病人意识清楚或仅有轻度意识障碍，颈内动脉或大脑中动脉主干的大面积脑栓塞可发生脑水肿、颅内压增高、昏迷及抽搐发作，病情危重；椎—基底动脉系统栓塞可发生昏迷。

三、实验室及其他检查

1.头颅 CT

是脑血管病病人必要的检查之一。在发病 24 小时内头颅 CT 检查多正常；在 24~48 小时后可见与闭塞血管供应区一致的低密度区，并能发现周围水肿区，以及有无合并出血和脑疝。

2.头颅核磁共振成像（MRI）

可以早期显示缺血组织的大小、部位，甚至可显示皮质下、脑干和小脑的小梗死灶。早期梗死的诊断敏感性达到 88%~100%，特异性达到 95%~100%。

3.经颅多普勒超声（TCD）

对判断颅内外血管狭窄或闭塞、血管痉挛、侧支循环建立程度有帮助。最近，应用于溶栓治疗的监测，对预后判断有参考意义。

4.血管影像学

现代血管造影已经达到了微创、低风险水平，对于脑梗死的诊断没有必要常规进行血管造影数字减影（DSA）检查。DSA 在开展血管内介入治疗、动脉内溶栓、判断治疗效果等方面 DSA 很有帮助，但仍有一定的风险。

5.脑脊液

通常应在 CT 及 MRI 检查后考虑是否进行腰椎穿刺。有颅内压增高的患者慎做腰椎穿刺。一般脑梗死，脑脊液检查多正常；少数出血性梗塞，脑脊液镜检可见红细胞。

四、诊断与鉴别诊断

(一)诊断要点

1.临床特点

(1)多数在静态下急性起病，动态起病者以心源性脑栓塞多见，部分病例在发病前可有 TIA 发作。

(2)病情多在几小时或几天内达到高峰，部分患者症状可进行性加重或波动。

(3)临床表现取决于梗死灶的大小和部位,主要为局灶性神经功能缺损的症状和体征。

2.辅助检查

头颅 CT、MRI 等可明确诊断。

(二)鉴别诊断

1.颅内占位性病变

少数的脑肿瘤,慢性硬膜下血肿的起病与脑梗死相似,头颅 CT 可协助鉴别诊断。脑脓肿病人多有中耳炎史,起病后头痛、恶心、发热。头颅 CT 显示颅内占位改变。

2.颅内感染

某些颅内感染性疾病,如化脓性脑膜炎、结核性脑膜炎等也会有局灶性神经功能缺失表现,但此类病人多有感染表现,脑脊液呈炎性改变,头颅 CT 检查无脑池、脑沟高密度出血影。

五、治疗

(一)治疗原则

脑梗死的治疗要实施以分型、分期为核心的个体化和整体化治疗原则。在一般内科治疗的基础上,可酌情采用改善脑循环、脑保护、抗脑水肿、降颅压等措施。

(二)治疗内容

1.一般治疗及对症治疗

应卧床休息,尽可能避免不必要的搬动,严密观察体温、脉搏、呼吸、血压等生命体征,注意瞳孔和意识的变化。加强护理,防止褥疮发生。对大面积脑梗死者应注意呼吸道通畅,给予氧气吸入,不能进食者应鼻饲进食,并注意水电解质平衡。预防各种类型的感染。对心源性脑栓塞应对症治疗原发病,如房颤等。对于急性缺血性脑卒中患者,降压更要慎重,除非≥180/100 mmHg,或伴有严重心衰、主动脉夹层、高血压脑病者,一般不予降压,降压的目标是 24 小时内降低 15%,药物以利尿剂为基础。

2.溶栓治疗

目的是溶解血栓,迅速恢复梗死区血流灌注,减轻神经元损伤。溶栓应在起病 6 小时的治疗时间窗内进行才有可能挽救缺血半暗带。

（1）静脉溶栓适应证

①年龄 18～75 岁；②发病时间在 6 小时以内；③意识清或轻度嗜睡；④肢瘫 0～3 级；⑤溶栓治疗前头颅 CT 检查无出血、无低密度区；⑥血压控制在 180/100 mmHg 以内；⑦有知情同意书。

（2）溶栓药物治疗方法

①尿激酶：100 万至 150 万 U，加入生理盐水 100～200 mL 中，持续静滴 30 min；②重组组织型纤溶酶原激活剂（rtGPA）：剂量为 0.9 mg/kg（最大剂量 90 mg），先静脉推注 10%（1min），其余剂量连续静滴，60 min 滴完。

3.抗凝治疗

目的在于防止血栓扩展和新血栓形成。多用于进展型卒中、溶栓治疗后短期应用防止再闭塞。对于心源性脑栓塞，可预防血栓扩展和再发，但有引起出血的副作用。治疗期间应监测凝血时间和凝血酶原时间，还需备有维生素 K 等拮抗剂，以便处理可能的出血并发症。常用药物如低分子肝素 0.4 mL，每日 1～2 次，皮下注射；肝素钠 50～100 mg 加入 5% 葡萄糖 500 mL 中静点，每日 1 次，一般连用 3～5 天。蛇毒制剂如降纤酶 10 U 加入葡萄糖或生理盐水 250 mL 中静点，每日 1 次，连用 3～5 天。口服制剂有华法林、双香豆素乙酯等。

4.脱水降颅压

对大面积脑梗死，应使用脱水药物，常用 20%甘露醇及呋塞米等，详见脑出血。

5.血管扩张剂

急性期缺血区血管呈麻痹状态及过度灌流，血管扩张剂可导致脑内盗血及加重脑水肿，宜慎用或不用。部分专家认为：急性期，脑水肿出现之前适合应用血管扩张剂。发病 6 小时之内配合溶栓治疗，效果较显著。目前常用的血管扩张剂有己酮可可碱、烟酸、罂粟碱、脉栓通等。

6.稀释血液和扩充血溶量

此疗法有增加血容量，降低血液黏稠度，改善脑部微循环的作用。常用药物如低分子右旋糖酐 500 mL，每日 1~2 次静点，代血浆 500 mL 静点每日 1 次。使用本治疗方法，可加重心脏负担，对心衰病人应慎用。

7.神经保护治疗

已经进行了许多实验和临床研究，探讨了各种神经保护剂的效果，不少神经保护剂在动物实验时有效，但缺乏有说服力的大样本临床观察资料。目前常用的有胞二磷胆碱、脑复康、钙通道阻滞剂、脑蛋白水解物等。

亚低温可能是有前途的治疗方法，有关研究正在进行，高压氧亦可使用。

8.降纤治疗

通过降解血中纤维蛋白原，增强纤溶系统活性，抑制血栓形成。可供选择的药物有降纤酶、巴曲酶、安克洛酶和蚓激酶等。

9.外科或介入治疗

外科手术如颈动脉内膜切除术、颅内外动脉吻合术、开颅减压术等对急性病人有一定疗效。大面积和小而有脑疝征象者，宜行开颅减压治疗。介入治疗包括颅内外血管经皮腔内血管成形术及血管内支架置入等，其与溶栓治疗的结合已经越来越受到重视。

六、预防与调护

1.预防

（1）积极治疗脑梗死危险因素

对 50 岁以上的中老年人应定期体检，及时发现糖尿病、高脂血症、高黏血症并及时治疗。预防和积极治疗高、低血压病，并进行规范的药物治疗。

（2）积极治疗与脑栓塞有关的疾病

与脑栓塞有关的疾病有心脏病、心律失常如心房纤颤等。

（3）改变不良生活习惯

如抽烟、酗酒、熬夜等不良习惯。提倡低盐饮食，以清淡、低胆固醇食物为宜，避免大便干燥，保持健康的心态和良好的情绪。

2.调护

①病后应立刻送医院进行及时治疗，中西医结合治疗能极大地提高疗效。②如属大面积梗塞，病人应入重症监护病房，实施心、肺、脑全面监护。保持呼吸道通畅，并给予氧气吸入；适当使用抗生素，预防呼吸道和泌尿道的感染。③做好皮肤护理，预防褥疮的发生。④加强肢体功能锻炼，首先要促使病人消除依赖心理，建立乐观主义情绪，激励患者坚持锻炼，实现生活自理。

第三节 帕金森

帕金森病（PD）又名震颤麻痹，由英国医生JamesParkinson（1817年）首先描述，是一种中老年人常见的运动障碍疾病，以黑质多巴胺能神经元变性丢失和路易小体形成为主要病理特征，临床表现以静止性震颤、运动迟缓、肌强直和姿势步态障碍等运动症状和感觉障碍、睡眠障碍、神经精神障碍和自主神经功能障碍等非运动症状为主要特征的疾病。65岁以上人群患病率为1700/10万。

一、病因病机

1.病因及发病机理

迄今，本病的病因和发病机制尚未完全阐明，故也将本病称为原发性帕金森综合征，目前认为，PD的发病可能与下列因素有关：

（1）年龄因素

PD主要发生于中老年人，40岁以前发病十分少见。有资料显示，PD的患病率和发病率随年龄的增长而呈几何指数增加，并在80岁后达到峰值，因此，老化是引起PD发病最大的危险因素。但资料也显示，人类30岁以后，黑质多巴胺能神经元就开始出现退行性变，而老年人中的患病者毕竟是少数，这说明生理性的多巴胺能神经元退变不足以引起本病，

PD 的发病不过是与年龄老化相关的病理性过程。

（2）环境因素

20 世纪 80 年代初，美国加州一些吸毒者误用一种吡啶类衍生物 1-甲基-4-苯基 1，2，3，6-四氢吡啶（MPTP）后，出现原发性 PD 的表现；给猴注射 MPTP 后复制出酷似 PD 的行为学表现和某些病理改变，引起人们对环境因素的注意。流行病学研究显示，接触杀虫剂、从事农业职业等的人群罹患 PD 的风险要高于无接触史的人群。

（3）遗传因素：有 PD 或震颤家族史的人群患病风险增加，提示遗传因素在 PD 的发病中具有重要地位。

目前普遍认为，PD 并非单一因素致病，而是多种因素共同参与。年龄老化、环境因素、遗传易感性都可以使患病概率增加，但对上述因素之间相互作用的研究才刚起步，人们的了解还不深刻。数据表明，蛋白质的内环境破坏可能是 PD 发病的重要推手，包括蛋白质异常聚合、细胞内蛋白质的运输以及降解异常等。通过研究 6-羟基多巴胺（6GOHDA）和 MPTP 诱导的 PD 模型发现，线粒体功能障碍在黑质多巴胺能神经元的变性死亡过程中具有重要地位。最近的研究显示，PD 脑内的病理演变可能与 αG 突触核蛋白的朊蛋白样传播相关。

2.病理

主要是含色素的神经元变性、缺失，尤以黑质致密部多巴胺能神经元为著。类似改变也可见于蓝斑、中缝核、迷走神经背核等部位，但程度较轻。PD 的另一个病理特征是，αG 突触核蛋白错误折叠后变得不可溶，沉积在残留神经元胞浆中和突起中形成嗜酸性包涵体，即路易小体和路易突起。

二、临床表现

PD 通常发病于 40～70 岁，60 岁以后发病率高，30 岁前发病少见，起病隐袭，缓慢发展，逐渐加剧。初发症状以静止性震颤最多，其次为肌强直、运动迟缓，步态障碍多于后期出现。

1.运动迟缓

主要表现为动作起始缓慢，做重复动作时的速度和幅度进行性降低。出现上述特征是诊断帕金森综合征的必备条件。临床上可以通过叩指、手腕轮替等试验进行检查，患者在完成上述任务时，动作的速度和幅度进行性降低。书写时，会出现字越写越小，呈现"写字过小征"。自发动作减少，面部表情肌活动和瞬目动作减少，常常双眼凝视，呈现"面具脸"；手势也显著减少。

2.震颤

静止性震颤是 PD 的典型表现，通常双侧不对称，频率为 4~6 Hz。安静或休息时出现或明显，随意运动时减轻或停止，紧张时加剧，入睡后消失。拇指与屈曲的食指间呈"搓丸样"动作，多由一侧上肢远端（手指）开始，逐渐扩展到同侧下肢及对侧肢体，下颌、口唇、舌及头部通常最后受累。

3.肌强直

肌强直表现为屈肌和伸肌同时受累，被动运动时关节始终保持增高的阻力，类似弯曲软铅管的感觉，故称"铅管样强直"；部分患者因伴有震颤，检查时可感到在均匀的阻力中出现断续停顿，如同转动齿轮感，称为"齿轮样强直"，这是由于肌僵直与静止性震颤叠加所致。四肢、躯干、颈部肌僵直可使患者出现特殊的屈曲体姿，表现为头部前倾，躯干俯屈，上肢肘关节屈曲，腕关节伸直，前臂内收，下肢之髋及膝关节均略为弯曲。

4.姿势步态障碍

姿势不稳和步态障碍是晚期 PD 的普遍症状，如果在早期出现需要考虑其他疾病。PD 的步态障碍表现为：步基较窄，步幅较短呈小步态，且越走越小，上肢的前后摆动减少或完全消失。有时迈步后即以极小的步伐向前冲去，越走越快，不能及时停步或转弯，称慌张步态。随病情进展，会出现转身以及自坐、卧位起立困难，迈步时犹豫不决，甚至行走中全身僵住，不能动弹，称为"冻结"现象。

5.非运动症状

非运动症状也是常见和重要的临床征象，而且有的可先于运动症状而发生。

（1）感觉障碍

最常见的感觉障碍主要包括嗅觉减退、疼痛或异麻等。80%～90%帕金森病患者存在嗅觉障碍，可发生在运动症状出现之前，有助于区别帕金森综合征。约70%患者出现颈部、脊柱旁、腰及下肢肌肉乃至全身疼痛。

（2）睡眠障碍

睡眠障碍主要包括入睡困难、睡眠维持困难（又称睡眠破碎）、快速眼动期睡眠行为异常（RBD）、白天过度嗜睡（EDS）、不安腿综合征（RLS）等。

（3）精神障碍

最常见的精神障碍包括抑郁和（或）焦虑、情感淡漠、幻觉、妄想、认知障碍或痴呆等。

（4）自主神经功能障碍

最常见的自主神经功能障碍主要有便秘、排尿异常、体位性低血压、性功能障碍等。

6.其他症状

①反复轻敲患者眉弓上缘可诱发眨眼不止（Myerson征），正常人反应不持续；可有眼睑阵挛（闭合眼睑轻度颤动）或眼睑痉挛（眼睑不自主闭合）。②口、咽、腭肌运动障碍，使讲话缓慢，语音低沉单调，流涎，严重时吞咽困难。由少动引起的构音不全、重复语言、口吃等，称为"慌张言语"。

三、实验室及其他检查

1.血、脑脊液检查

常规化验均无异常。

2.颅脑 CT、MRI 检查

无特征性所见。

3.基因检测

DNA 印迹技术、PCR、DNA 序列分析等在少数家族性 PD 患者可能会发现基因突变。

4.功能显像检测

采用正电子发射断层扫描（PET）或单光子发射计算机断层（SPECT）了解脑血流和脑代谢，可发现 PD 患者脑内多巴胺转运载体（DAT）功能显著降低，且疾病早期即可发现。对 PD 的早期诊断、鉴别诊断及病情进展监测均有一定的价值。

四、诊断与鉴别诊断

（一）诊断

①中老年发病，缓慢进展。②必须具备动作迟缓，至少具备静止性震颤和肌强直的一项，症状左右侧肢体不对称。③左旋多巴治疗有效。④患者无小脑体征、核上性眼肌麻痹、锥体系损害，无早期出现的严重记忆、语言和实践力损害，无自主神经功能障碍，如体位性低血压等。⑤排除药物引起的帕金森综合征。符合以上条件即可做出临床诊断。

（二）鉴别诊断

1.继发性帕金森综合征

有明确病因可循，如感染、药物、中毒、动脉硬化和外伤等。①脑炎后帕金森综合征：20 世纪上半叶曾流行的甲型脑炎，病后常遗留帕金森综合征，目前已罕见；②药物或中毒性帕金森综合征：有多巴胺能阻断剂或毒物接触史有助于鉴别；③血管性帕金森综合征：患者有高血压、动脉硬化和脑卒中史，以及腱反射亢进病理征，影像学检查可提供依据。

2.帕金森叠加综合征

这是一组具有 PD 样的表现，又具有 PD 不存在的其他系统受累临床表现的少见神经系统变性疾病，较多见的有多系统萎缩（MSA）和进行性核上性麻痹（PSP）。与 PD 相比，帕金森叠加综合征常对称性发病，没有静止性震颤，对多巴胺能药物没反应，出现核上性眼肌麻痹、锥体系症状、小脑症状，早期出现姿势不稳和自主神经系统障碍等。

3.特发性震颤

震颤以姿势性或运动性为特征，发病年龄早，饮酒或用普萘洛尔后震颤可显著减轻，无肌强直和运动迟缓，1/3 患者有家族史。

4.肝豆状核变性

发病年龄小，有肝损害和角膜 KGF 环，血清铜、铜蓝蛋白、铜氧化酶活性降低，尿铜增加。

五、治疗

（一）治疗思路

经过近 200 年来的研究，西医治疗本病的方法已经有很多，至少在 PD 的早、中期能够有效地控制症状，改善患者的生活质量。中医药能够有效地缓解症状，特别是与西药联合应用时，能够提高西药对症状的控制，发挥增效减毒作用。因此，中医药在 PD 治疗中有着重要地位。

（二）治疗内容

1.药物治疗

PD 药物治疗应遵循的原则是：治疗方案个体化，从小剂量开始，缓慢递增，尽量以较小剂量取得较满意疗效。

（1）抗胆碱能药物

对震颤和强直有一定效果，但对运动迟缓疗效较差，适用于震颤突出且年龄较轻的患者。常用药物有以下几种。①苯海索：1～2 mg，每日 3 次。②开马君：起始量每次 2.5 mg，每日 3 次口服，逐渐增至每日量 20～30 mg，分 3 次服。主要副作用为口干、视物模糊、便秘和排尿困难，严重者有幻觉、妄想。前列腺肥大及青光眼患者禁用；老年人慎用。

（2）金刚烷胺

对少动、强直、震颤均有轻度改善作用，对异动症有一定的治疗作用。早期患者可单独或与苯海索合用。起始剂量 50 mg，每日 2～3 次，1 周后可增至 100 mg，每日 2～3 次；一般每日不宜超过 300 mg，老年人剂量每日不宜超过 200 mg。药效一般可维持数月至 1 年。副作用有不宁、神志模糊、下肢网状青斑、踝部水肿等，均较少见。肾功能不全、癫痫、严重胃溃疡、肝病患者慎用，哺乳期妇女禁用。

（3）左旋多巴及复方左旋多巴

这是治疗 PD 的最基本、最有效药物，对震颤、强直、运动迟缓等均有较好疗效。临床上使用的复方左旋多巴有标准片、控释片、水溶片等不同剂型。常用标准片有美多巴和心宁美，分别由左旋多巴加苄丝肼或卡比多巴组成。控释剂有息宁控释片和美多巴液体动力平衡系统两种。水溶片有弥散型美多巴。

标准片：常规复方左旋多巴治疗多选此剂型，开始时 62.5 mg（即 1/4 片），每日 2~3 次，视症状控制情况增至 125 mg，每日 3~4 次；最大量不应超过 250 mg，每日 3~4 次；一般主张餐前 1 小时或餐后 2 小时服药。控释片：优点是有效药物血浓度比较稳定，且作用时间较长，有利于控制症状波动，减少每日的服药次数。适用于伴有症状波动者，或不伴症状波动的早期轻症患者。水溶片：特点是易在水中溶解，便于口服，吸收迅速，起效快（10 分钟左右），且作用维持时间与标准片基本相同。适用于有吞咽障碍、清晨运动不能、"开"期延迟、下午"关"期延长、剂末肌张力障碍的患者。常见副作用有恶心、呕吐、低血压、心律失常（偶见）、症状波动、运动障碍（异动症）和精神症状等。闭角型青光眼、精神病患者禁用，活动性消化道溃疡者慎用。

（4）多巴胺受体激动剂

PD 后期患者用复方左旋多巴治疗产生症状波动或运动障碍，加用多巴胺受体激动剂可减轻或消除症状，减少复方左旋多巴用量。单用疗效不如复方左旋多巴，一般主张与之合用，副作用与复方左旋多巴相似，不同之处是症状波动和运动障碍发生率低，而体位性低血压和精神症状发生率较高。常用的多巴胺受体激动剂有以下几种。①溴隐亭：开始 0.625 mg，晨服，每隔 3~5 日增加 0.625 mg，分次服，6~8 周内达到治疗效果；通常治疗剂量 7.5~15 mg/d，最多不超过 20 mg/d；②吡贝地尔缓释片：初始剂量 50 mg，每周增加 50 mg，有效剂量 150 mg/d，分 3 次服，最多不超过 250 mg/d；③普拉克索：开始 0.125 mg，每日 3 次，每周增加 0.125 mg，有效剂量 0.5~1.0 mg，每日 3 次，最多不超过 5 mg/d。

（5）单胺氧化酶 B 抑制剂

司来吉兰和雷沙吉兰，为选择性单胺氧化酶 B（MAOGB）抑制剂，司来吉兰一般用量为 2.5~5 mg，每日 2 次，宜在早晨和中午服用，不宜傍晚后应用，以免引起失眠。副作用有口干、胃纳减退、体位性低血压等。雷沙吉兰的用量为 1 mg，每日 1 次，早晨服用。有胃溃疡者慎用，禁与杜冷丁以及 5G 羟色胺再摄取抑制剂（SSRI）合用。

（6）儿茶酚-氧位-甲基转移酶（COMT）抑制剂

在疾病早期首选复方左旋多巴联合 COMT 抑制剂治疗，可以改善患者症状，并且能预防或延迟并发症的发生。疾病中晚期，当复方左旋多巴疗效减退时，添加托卡朋或恩托卡朋可以进一步改善症状。托卡朋具有周围和中枢 COMT 抑制作用，每次 100~200 mg，口服，每日 3 次。恩托卡朋是周围 COMT 抑制剂，每次 100~200 mg，口服，与左旋多巴类药物同时服用，次数相同，最大用药频次不超过 5 次为宜。副作用可有转氨酶升高、腹痛、腹泻、头痛、多汗、口干、尿色变浅等，托卡朋可能导致肝功能损害，需严密监测，尤其在用药后的前 3 个月。

2.外科治疗

立体定向手术治疗 PD 始于 20 世纪 40 年代。近年来利用微电极记录和分析细胞放电的特征，可以精确定位引致震颤和肌强直的神经元，达到细胞功能定位的水平，使手术治疗的疗效和安全性大为提高。目前常用的手术方法有苍白球、丘脑底核毁损术和深部脑刺激术（DBS）。其原理都是纠正基底节过高的抑制性输出。适应证是药物治疗失效、不能耐受或出现运动障碍（异动症）的患者。对年龄较轻，症状以震颤、强直为主且偏于一侧者效果较好，但术后仍需应用药物治疗。

3.细胞移植及基因治疗

细胞移植及基因治疗是有较好前景的治疗方法，但存在一些问题，技术还不成熟，不能应用于临床。

4.康复治疗

作为辅助手段对改善症状也可起到一定作用。研究显示，打太极拳可以改善患者的平衡状况。

六、预防与调护

(1)本病病因尚不明确,尚无有效的预防措施阻止疾病的发生和进展。流行病学证据显示绿茶可降低患本病的风险。

(2)患病后应加强安全护理,防止跌仆,预防肺部感染。

(3)加强肢体、语言等功能的康复训练,提高生活质量。

第四章 骨科疾病

第一节 关节结核

一、概述

(一) 临床表现

1.全身症状

本病起病缓慢,有低热、乏力、盗汗、消瘦、食欲缺乏及贫血等症状;也有起病急骤,有高热及毒血症状,一般多见于儿童患者。

2.局部症状

(1) 一般特点:病变部位大多为单发性,少数为多发性,但对称性十分罕见。青少年患者起病前往往有关节外伤史。

(2) 关节局部疼痛特点:病变部位有疼痛,初起不严重,常于活动后加剧,儿童患者常有"夜啼"。在白天,由于有肌肉保护性痉挛,限制了关节的活动,因而白天疼痛程度较轻。夜晚熟睡后肌肉放松,关节的不自主运动会诱发突然的剧痛,患儿会在睡梦中啼哭,惊醒家长。肌肉再度的保护性痉挛使疼痛缓解,家长看到患儿安然入睡。一夜数次的夜啼,使全家惶惑不安。部分患者因病灶内脓液突然破向关节腔而产生急性症状,此时疼痛剧烈。髋关节与膝关节的关节神经支配有重叠现象,髋关节结核患儿可以指认膝关节部位有疼痛。单纯骨结核者髓腔内压力高,脓液积聚过多,疼痛也很剧烈。

(3) 关节积液与压痛:浅表关节可查出有肿胀与积液,并有压痛,关节常处于半屈状态以缓解疼痛;至后期,肌肉萎缩,关节呈梭形肿胀。深部关节或脊柱结核则只有压痛。

(4) 脓肿形成:全关节结核发展的结果是在病灶部位积聚了大量的脓液、结核性肉芽组织、死骨和干酪样坏死物质。因为缺乏红、热等急性炎性反应，故称之为"寒性脓肿"或"冷脓肿"。脓肿可经过组织间隙流动，也可以向体表溃破成窦道。窦道经久不愈，经窦道口流出米汤样脓液，有时还有死骨及干酪样物质流出。脓肿也可以与空腔内脏器官沟通成为内瘘，或经皮肤穿出体外，即外瘘。脓腔与食管、肺、肠管或膀胱相通，患者可咳出、大便排出或尿出脓液。有从外瘘口钻出蛔虫的报道。

（5）混合感染：冷脓肿溃破后必然会有混合性感染。引流不畅时会有高热。局部急性炎症反应也加重。重度混合感染的结果是慢性消耗、贫血、中毒症状明显，甚至因肝、肾功能衰竭而致死。

（6）瘫痪：脊柱结核的冷脓肿或骨性突起会压迫脊髓而产生肢体瘫痪。

（7）骨折脱位：病理性脱位与病理性骨折并不少见。

（8）后遗症：病变静止后可有各种后遗症，例如以下几点：

①关节功能障碍：主因关节腔纤维性粘连或纤维性强直而产生不同程度的关节功能障碍。

②畸形：关节挛缩于非功能位，最常见的畸形为屈曲挛缩与脊柱后凸畸形（驼背）。

③肢体短缩：儿童骨骺破坏产生的肢体长度不等。

（二）实验室检查

有轻度贫血，白细胞计数一般为正常，有混合感染时白细胞计数增高。红细胞沉降率在活动期明显增快；病变趋向静止或治愈则血沉逐渐下降至正常。血沉是用来检测病变是否静止和有无复发的重要指标。从单纯性冷脓肿获得脓液的结核分枝杆菌培养阳性率约70%，从混合性感染窦道中获得脓液的结核分枝杆菌培养阳性率极低。

（三）影像学检查

X线摄片检查对诊断骨与关节结核十分重要。但不能作出早期诊断，一般在起病2个月后才有X线片改变。核素骨显像可以早期显示出病灶，但不能作定性诊断。CT检查可以发现普通X线片不能发现的问题，特别是在显示病灶周围的冷脓肿时具有独特的优点，死骨与病骨都可以清晰地显露出来。MRI检查可以在炎性浸润阶段时显示出异常信号，具有早期诊断的价值。脊柱结核的 MRI 片还可以观察脊髓有无受压与变性。

超声检查可以探查深部冷脓肿的位置和大小。关节镜检查及滑膜活检对诊断滑膜结核有确定价值。

(四) 治疗

1.全身治疗

(1) 支持方法:注意休息、营养,每日摄入足够的蛋白质和维生素。平时多卧床休息,必要时遵医嘱严格卧床休息。有贫血者可给补血药,重度贫血或反复发热不退的可间断性输入少量新鲜血。混合感染的急性期可给予抗生素。

(2) 抗结核药物治疗:常用的药物有异烟肼、利福平、链霉素、对氨基水杨酸钠、乙胺丁醇和阿米卡星。以往以异烟肼、链霉素和对氨基水杨酸钠为第一线药物。链霉素对第Ⅷ对颅神经的毒性作用甚大,儿童患者应用链霉素后产生神经性耳聋者甚多;对氨基水杨酸钠的胃肠道反应也很明显。故目前以异烟肼、利福平和乙胺丁醇为第一线药物。尤以异烟肼与利福平为首选药物。为了提高疗效并防止长期单纯抗结核药物所产生的耐药性,目前都主张联合用药。异烟肼成人剂量为每日 300mg,分 3 次口服,或早晨一次顿服。由于骨关节结核病灶处血供差,药物渗入慢,因此用药时间不宜过短,一般主张口服异烟肼 2 年。利福平的成人剂量为 450mg,早晨一次顿服。由于利福平对肝脏有毒性作用,用药 3 个月后即应检查肝功能,视肝功能的情况决定是否续用利福平。一般应用利福平的时间为 3 个月。乙胺丁醇对结核分枝杆菌有明显的抑菌作用。渗透至病灶的能力较强,成人剂量为 750mg,一次顿服,乙胺丁醇偶见有视神经损害。一般主张异烟肼+利福平,或异烟肼+乙胺丁醇。严重患者可以三种药物同时应用,也可换用链霉素。链霉素一般应用于成人,剂量是每天 1g,分 2 次肌内注射。在注射期间应注意有无耳鸣、唇舌麻木等副反应,有反应则立即停药,为减少链霉素的毒性反应,可予链霉素连续应用 2~4 周后改为每周注射 2g,每日 1g,分 2 次注射,总剂量为 60~90g。对氨基水杨酸钠的剂量为每日 8g,分 4 次口服。

结核病全身症状明显,发热不退者可用对氨基水杨酸钠或阿米卡星静脉注射。对氨基水杨酸钠的剂量为每日 24g,避光静脉注射;阿米卡星剂量为每日 1g。由于其都有毒性反应，静脉用药量应控制在 2 周以内。

（3）治愈标准：经过抗结核药物治疗后，全身症状与局部症状均会逐渐减轻。用药满 2 年后能不能撤药应依据治愈的标准来确定；其标准为：

①全身状态：全身情况良好，体温正常，食欲良好。

②局部状态：症状消失，无疼痛，窦道闭合。

③X 线平片检查：X 线片显示脓肿缩小至消失，或已经钙化；无死骨，病灶边缘轮廓清晰。

④血沉：三次血沉都正常。

⑤随访观察：起床活动一年仍能保持上述 4 项指标。

符合上述标准的患者可以停止抗结核药物治疗，但仍需定期复查。

2.局部治疗

（1）局部制动：有石膏固定与牵引两种。为了保证病变部位的休息，减轻疼痛，石膏固定制动甚为重要。临床实践证明，全身药物治疗及局部制动，其疗效优于单独抗结核药物治疗。石膏固定时间要足够。一般小关节结核固定期限为 1 个月，大关节结核要延长至 3 个月。

皮肤牵引主要用来解除肌肉痉挛，减轻疼痛，防止病理性骨折、脱位，并可纠正关节畸形。骨牵引主要用于纠正成人重度关节畸形。

（2）局部注射：局部注射抗结核药物具有药量小、局部药物浓度高和全身反应小的优点。最适用于早期单纯性滑膜结核病例。常用药物为链霉素或异烟肼，或两者合用。链霉素剂量为 0.25~0.5g，异烟肼剂量为 0.1~0.2g，每周注射 1~2 次，视关节积液的多少而定。每次穿刺时如果发现积液逐渐减少，液体转清，则说明有效，可以继续穿刺抽液及注射抗结核药物；如果未见好转，应及时更换治疗方法。

不主张对冷脓肿进行反复抽脓与注入抗结核药物，多次操作会诱发混合性感染和穿刺针孔处形成窦道。

（3）手术治疗：抗结核药物的出现使骨与关节结核得到了有效控制，手术治疗的效果也明显提高，同时使术后脑膜炎、粟粒性肺结核、淀粉样变等难以控制甚至导致死亡的情况明显减少。在现代抗结核药物的保护下，手术治疗的目的更多地针对预防和矫正畸形、改善关节功能等。

首先应明确手术治疗不能替代药物治疗，绝大部分患者可先试行单纯抗结核药物治疗。对于准备实施手术的患者，应在正规抗结核药物治疗下积极给予营养支持治疗，待结核中毒症状改善，体温降至38℃以下，血沉<50mm/h，骨与关节结核病灶趋向静止和病灶局限化，同时肺结核病变稳定或趋于稳定后，可择期手术治疗。常用的方法包括以下几种：

①切开排脓：冷脓肿有混合感染者，体温高，中毒症状明显者，因全身状况不好，不能耐受病灶清除术，可以做冷脓肿切开排脓。引流后全身状况好转，体温下降，食欲增进，但必然会有慢性窦道形成，为以后的病灶清除术带来了很多困难。

②关节镜下清理术：浅表部位的较大关节如膝关节结核，尤其是滑膜型结核可行关节镜下清理术。关节镜创伤小、并发症少、恢复快，不但可在直视下评估病变情况，获取滑膜进行病理检查，还可去除病变滑膜和脓性组织，阻止病变发展，保护关节功能，有利于疾病的早期愈合。

③病灶清除术：采用合适的手术切口途径，直接进入骨与关节结核病灶部位，将脓液、死骨、结核性肉芽组织与干酪样坏死物质彻底清除掉，并放入抗结核药物，称之为病灶清除术。在全身性抗结核药物治疗下做病灶清除术可以取得疗效好、疗程短的效果。

a.病灶清除术的指征：骨与关节结核有明显的死骨及大脓肿形成者。窦道流脓经久不愈者。单纯性骨结核髓腔内积液压力过高者。单纯性滑膜结核经药物治疗效果不佳即将发展为全关节结核者。脊柱结核有脊髓受压表现者。

b.病灶清除术的禁忌证：患者有其他脏器结核性病变尚处于活动期。有混合性感染，体温高，中毒症状明显者。患者合并有其他重要疾病难以耐受手术者；但如果经过一段时间非手术治疗及准备工作，全身情况好转时，仍有接受手术的可能性，病灶清除术后有可能造成结核分枝杆菌的血源性播散，如急性粟粒性肺结核。为提高手术的安全性，术前需应用抗结核药物2~4周。

④矫形外科手术：对于非手术治疗无法改变的关节畸形、关节功能障碍和脊髓受压等，常需在病灶清除术的基础上进一步外科干预，以解除压迫，预防或矫正畸形，改善关节功能。主要包括：

a.关节融合术：用于关节不稳定和损伤严重者。

b.截骨术：用于矫正畸形、改善力线和负重状态。

c.关节成形术：用于改善关节功能，其中包括人工关节置换术。

d.植骨融合内固定术：主要用于脊柱结核患者。

二、髋关节结核

髋关节结核占全身骨与关节结核发病率的第3位，约占10.39%。以儿童为多见，单侧性的居多。

（一）病理

早期髋关节结核，一般为单纯性滑膜结核或单纯性骨结核，其中以单纯性滑膜结核为多见。单纯性骨结核的好发部位为股骨头的边缘部分或髋臼的髂骨部分。早期阶段如没有及时控制病情必然会发展为全关节结核，骨结核病灶进一步扩大并破向关节腔使关节软骨严重破坏，至后期产生冷脓肿并发生病理性脱位。冷脓肿可以穿过前内方髋关节囊的薄弱点流向腹股沟的内侧方，也可以流向后方，形成臀部冷脓肿。

（二）临床表现

1.一般特点

起病缓慢，有低热、乏力、倦怠、食欲缺乏、消瘦及贫血等全身症状。多数为单发性，早期症状为疼痛。初起时疼痛不剧烈，休息后症状好转。在小儿则表现为夜啼。儿童患者常诉膝部疼痛，如不加注意，常延误诊断。随着疼痛的加剧，会出现跛行。至后期，常在腹股沟内侧与臀部出现冷脓肿，破溃后成为慢性窦道。当股骨头破坏严重时产生病理性脱位，通常为后脱位。如果在治疗期间没有考虑畸形预防，当结核病变静止甚至愈合后常遗留各种畸形，以髋关节屈曲内收内旋畸形，髋关节强直与下肢不等长最为常见；部分病例有继发性膝关节屈曲挛缩和马蹄足畸形。

2.特殊检查

下列各种检查试验有助于诊断：

（1）步态检查：早期出现疼痛性跛行，后期为关节强直性跛行。

①疼痛性跛行：髋关节有疼痛性病变时，为减少其负荷，在行走时患者尽量缩短患肢负重的时间，即当患肢着地时，尽快收回正在进行跨步的健肢，于是显得健肢的跨步动作十分仓促。

②关节强直性跛行：在正常的跨步动作中，跨步一侧骨盆的向前摆动必须以对侧髋关节为运动中心，如右腿跨步时右侧骨盆的向前摆动需以左髋为其中心；如果左侧髋关节已经强直，右腿的跨步动作必然受到阻碍，因而引起跛行。不同姿势的髋关节畸形更增加了行走的困难。

（2）"4"字试验：本试验包含髋关节屈曲、外展和外旋三种运动，髋关节结核者本试验为阳性。方法如下：患者平卧于检查床上，屈曲其患肢髋、膝关节，将外踝置于健肢髌骨上方，检查者用手下压其患侧膝部，若患髋出现疼痛而使膝部不能接触床面即为阳性。应当指出，本试验受个体因素（年老或肥胖）影响较大，故应进行两侧对比。作对比时外踝置放的位置必须相同，不得有高低。

（3）髋关节过伸试验：可用来检查儿童早期髋关节结核。患儿俯卧位，检查者一手按住骨盆，另一手握住踝部把下肢提起，直到骨盆开始从床面升起为止。同样试验对侧髋关节，两侧对比，可以发现患侧髋关节在后伸时有抗拒感，因而后伸范围不如健侧大。健侧一般可有10°后伸。

（4）托马斯（Thomas）征阳性：用来检查髋关节有无屈曲畸形，立位检查时髋关节屈曲畸形可为腰椎前凸所掩盖，托马斯试验则能予以鉴别。方法如下：患者平卧于检查床上，检查者将其健侧髋、膝关节完全屈曲，使膝部贴住或尽可能贴近前胸，此时腰椎前凸完全消失而腰背平贴于床面，若患髋存在屈曲畸形，即能明确诊断，根据大腿与床面所成的角度来确定屈曲度的范围。在此姿势下，还可检测患髋各个方向的活动度。

（三）影像学检查

1.X 线检查

X 线片检查对诊断髋关节结核十分重要，但必须是两髋关节同时摄片以相互比较。早期病变患者有局限性骨质疏松，质量好的 X 线片可显示肿胀的关节囊。进行性关节间隙变窄与边缘性骨破坏病灶为早期 X 线征象。随着破坏的加剧，出现空洞和死骨；严重者头部几乎消失。后期有病理性后脱位。经治疗后骨轮廓边缘变清晰时提示病变已趋于静止。

2.CT 及 MR 检查

CT 与 MR 检查可获得早期诊断。能清楚显示髋关节内积液量多少，并能提示普通 X 线片不能显示的微小骨破坏病灶。MR 还能显示骨内的炎性浸润。

（四）诊断与鉴别诊断

根据病史、症状与影像学表现，一般诊断不难。需与下列疾病作鉴别诊断：

1.暂时性滑膜炎

多为一过性，7 岁以下儿童多见，有过度活动的病史，表现为髋部疼痛和跛行。X 线片未见异常。卧床休息 2 周即愈，不留后遗症。

2.儿童股骨头骨软骨病

本病 X 线表现较特殊，初期关节间隙增宽，进一步骨化中心变为扁平和破碎及囊性改变，但血沉正常。但早期滑膜结核确与儿童股骨头骨软骨病很难区别。

3.类风湿关节炎

儿童型类风湿关节炎也有发热，血沉增高，尤其是初发时为单关节性时很难区别。但本病的特征为多发性和对称性，经过短期观察一般不难区别。

4.化脓性关节炎

发病急骤，有高热。急性期有败血症表现，局部有红、肿、热、痛等急性炎症表现。血和关节液中可检出化脓性致病菌。X 线表现破坏迅速，并有增生性改变，后期会产生骨性强直。

(五) 治疗

全身治疗和局部治疗同样重要，抗结核药物治疗一般可维持2年。有屈曲畸形者应作皮肤牵引；畸形矫正后给髋人形石膏固定3个月，一般都能控制病情。单纯滑膜结核可以关节腔内注射抗结核药物；如果髋关节内液体较多，为保全股骨头，对有手术指征者可行髋关节滑膜切除术。一般术中发现病变远重于X线表现即临床估计，有必要在滑膜切除时做局限性病灶清除，即对骨性病灶做彻底刮除。有冷脓肿形成时宜做彻底的病灶清除术，清除一切不健康组织；术后髋人字形石膏固定3周，以使病灶愈合，然后开始髋关节功能锻炼。有慢性窦道形成者亦需手术，手术前后需加用抗生素以预防混合感染；对有混合感染者一般主张同时做髋关节融合手术。部分病例病变已静止，髋关节出现纤维性强直，但微小活动便会诱发疼痛，对该类病例可行髋关节融合术。该类病例在抗结核药物控制下也可做全髋关节置换术，但需谨慎。关节置换术后往往会诱发结核病灶活动，其成功率约为80%。对髋关节有明显屈曲、内收或外展畸形者，可作转子下截骨矫形术。对髋关节有病理性脱位，且股骨头已吸收者，可先行骨牵引术，然后施行手术；手术将大转子游离后纳入髋臼做融合术。一般不主张对陈旧性髋关节结核伴脱位者施行股骨延长术。

三、膝关节结核

(一) 诊断标准

1. 症状体征

（1）好发于儿童或青少年，常为单发。可分为单纯骨结核、单纯滑膜结核及全关节结核。

（2）全身症状：低热、盗汗、乏力、食欲缺乏、消瘦、贫血等。

（3）局部症状体征：疼痛、肿胀、畸形、活动受限、浮髌征阳性，儿童有夜啼，晚期可有肌萎缩、关节屈伸明显受限、僵直、窦道形成。

2. 影像学表现

（1）单纯滑膜结核：可见软组织肿胀和骨质疏松。

（2）单纯骨结核：多见于股骨下端、胫骨上端，髌骨少见。有骨质破坏。

(3) 全关节结核：骨质破坏，有死骨、空洞、骨质疏松。关节间隙狭窄或消失，甚至发生脱位、强直或骨质硬化改变。

3.关节镜检查

对早期诊断膝关节结核具有独特价值。

(二) 治疗原则

(1) 全身抗结核治疗。

(2) 卧床休息、患肢制动。

(3) 局部病灶处理

①单纯滑膜结核：一般采取非手术治疗，除全身给药外，可关节腔内抽吸关节积液，再将抗结核药物直接注入关节腔内。非手术治疗无效，可行关节镜下或开放的滑膜切除术。

②单纯骨结核：行病灶清除术。但X线片表现为较轻的局限性骨髓炎，或局限于髌骨的溶骨性改变并伴有片状死骨形成者，可联合药物治疗，非手术治疗无效可行病灶清除术。

③早期全关节结核：及早行病灶清除术。

④晚期全关节结核：15岁以下的儿童或在病灶清除术后尚有部分软骨面残留的成人病例可不做融合；15岁以上关节毁损严重并有畸形者，在病灶清除术后，同时行关节加压融合术。有严重畸形者，可根据情况手术矫正。病灶静止后行人工全膝关节置换术可挽救晚期关节功能障碍，但有结核复发风险。

四、踝关节结核

踝关节结核比较少见，发病率不高，约占全身骨与关节结核的3.4%，以青年与儿童比较多见。

(一) 病理

踝关节结核可起源于骨结核，也可源于单纯性滑膜结核，由于就诊时间较晚，发现踝关节结核时大多数病例已发展为全关节结核。据统计，踝关节结核来自滑膜结核的比例高，约占2/3，而来自骨结核的则占1/3。踝关节结核来自胫骨、内踝、外踝或距骨结核的机会大致相等。来自胫骨或距骨结核的更容易破向关节腔而演变成全关节结核。由于胫距关节的后方与跟距关节相通，因此踝关节结核常会同时发生距下关节结核。

（二）临床表现

通常都有外伤病史。不论是起源于骨结核还是滑膜结核，起病一般均较缓慢，开始时疼痛不剧烈。因青少年活动量大，因此往往被误认为运动所致创伤。当发展至全关节结核或形成冷脓肿时疼痛才加剧，并局部肿胀明显。可有盗汗、低热、体重下降等全身中毒症状。至后期，冷脓肿穿破皮肤形成慢性窦道，或进展为关节纤维性强直时，疼痛反而减轻，毒血症状亦逐渐消失。通常踝关节会强直于跖屈位，足成马蹄状，需扶拐行走，踝关节各个方向活动范围明显减少。

（三）影像学检查

1.X 线检查

单纯性滑膜结核表现为骨质疏松与软组织肿胀阴影，单纯性骨结核则表现为囊性溶骨性改变或毛玻璃样改变，其间死骨并不多见。发展至全关节结核时则表现为进行性关节间隙变窄及不对称，并可看到边缘性骨破坏。随着病变的发展，骨破坏加剧，软骨下骨皮质消失，至后期，踝关节毁损明显，但极少发生骨性强直。除非有继发感染存在，一般不会出现骨硬化表现。

2.CT 检查

单纯性滑膜结核可以看到关节腔内积液，积液大都在踝关节的前方与后方跟腱的两侧；单纯性骨结核可在相应部位有溶骨性改变、死骨形成及病灶附近的冷脓肿。

3.MR 检查

MR 检查可早期发现病变，表现为松质骨炎性浸润异常阴影，通常在关节的两侧骨端均有相似的变化。

（四）诊断与鉴别诊断

踝关节骨结核与全关节结核诊断一般并不难，而踝关节的单纯滑膜结核则诊断较难，需与踝关节扭伤及类风湿关节炎相鉴别。

1.踝关节扭伤和创伤性滑膜炎

两者与踝关节结核都有外伤史,容易混淆。踝关节扭伤和创伤性滑膜炎与外伤的关系更直接些。在肿胀方面,踝关节韧带扭伤所致肿胀为局限性,不像踝关节滑膜结核呈弥散性。另外,踝关节结核有全身性中毒症状,可相鉴别。对于鉴别困难者,可作 MR 检查。对可疑病例,不要贸然诊断为创伤性病变,应给予局部皮质类固醇注射治疗。

2.类风湿关节炎

类风湿关节炎为多发性关节炎,单独发生在踝关节的罕见,因此不难鉴别。

(五)治疗

1.单纯性滑膜结核

首先采用保守治疗,关节腔内抽液后注入抗结核药物,同时予以石膏托固定及全身性抗结核药物治疗。常用的药物为异烟肼,也可用链霉素,每月 1~2 次关节腔内注射,当关节积液逐渐减少,症状改善,此后可继续保守治疗,管型石膏固定时间应不少于 3 个月。如积液不减少,应考虑行滑膜切除术,由于手术时发现的病理变化往往重于影像学所见,又由于部位的特殊性,踝关节滑膜切除术后踝关节的运动功能会受到明显影响。

2.单纯性骨结核

根据溶骨性病损的范围大小决定是否手术,一般病灶较大的都需要进行手术刮除,尽量避免进入关节腔内。如无继发感染存在,可取自体松质骨填充植骨。

3.全关节结核

当病情发展至全关节结核,即后期时,如无明显肿胀、积液或冷脓肿及死骨形成,可考虑保守治疗,即全身性抗结核和管型石膏固定。有手术指征者仍应手术,15 岁以下儿童和少年只需行病灶清除术,15 岁以上者需加行踝关节融合术,常规踝关节应固定于 90° 位置,也有主张女性病例最好固定于跖屈 95° 位置。

第二节 化脓性关节炎

化脓性关节炎为关节内化脓性感染。多见于儿童，好发于髋、膝关节。

一、病因

最常见的致病菌为金黄色葡萄球菌，可占85%左右；其次为白色葡萄球菌、淋病双球菌、肺炎球菌和肠道杆菌等。

二、细菌进入关节内的途径

1.血源性传播

身体其他部位的化脓性病灶内细菌通过血液循环传播至关节内。

2.局部蔓延

邻近关节附近的化脓性病灶直接蔓延至关节腔内，如股骨头或髂骨骨髓炎蔓延至髋关节。

3.开放损伤

开放性关节损伤发生感染。

4.医源性

关节手术后感染和关节内注射皮质类固醇后发生感染。

三、病理解剖

化脓性关节炎的病变发展过程可分为三个阶段，这三个阶段有时演变缓慢，有时发展迅速而难以区分。

1.浆液性渗出期

细菌进入关节腔后，滑膜明显充血、水肿，有白细胞浸润和浆液性渗出物。渗出物中含多量白细胞。本期关节软骨没有破坏，如治疗及时，渗出物可以完全被吸收而不会遗留任何关节功能障碍。本期病理改变为可逆性。

2.浆液纤维素性渗出期

病变继续发展，渗出物变为浑浊，数量增多，细胞亦增加。滑膜炎症因滑液中出现了酶类物质而加重，血管的通透性明显增加。多量的纤维蛋白出现在关节液中。纤维蛋白沉积在关节软骨上可以影响软骨的代谢。白细胞释放出大量溶酶体，可以协同对软骨基质进行破坏，使软骨出现崩溃、断裂与塌陷。修复后必然会出现关节粘连与功能障碍。本期出现不同程度的关节软骨损毁，部分病理已成为不可逆性。

3.脓性渗出期

炎症已侵犯至软骨下骨质，滑膜和关节软骨都已破坏，关节周围亦有蜂窝织炎。渗出物已转为明显的脓性。修复后关节重度粘连甚至纤维性或骨性强直，病变为不可逆性，后遗有重度关节功能障碍。

四、临床表现

原发化脓性病灶表现可轻可重，甚至全无。一般都有外伤诱发病史。

起病急骤，有寒战、高热等症状，体温可达39℃以上，甚至出现谵妄与昏迷，小儿惊厥多见。病变关节迅速出现疼痛与功能障碍，浅表的关节如膝、肘和踝关节，局部红、肿、热、痛明显，关节常处于半屈曲位，使关节腔内的容量最大，而关节囊可以较松弛以减少疼痛。深部的关节如髋关节，因有厚实的肌肉，局部红、肿、热都不明显，关节往往处于屈曲、外旋、外展位。患者因剧痛往往拒做任何检查。关节腔内积液在膝部最为明显，可见髌上囊明显隆起，浮髌试验可为阳性，张力高时使髌上囊甚为坚实，因疼痛与张力过高有时难以做浮髌试验。

由于关节囊坚厚结实，脓液难以穿透，一旦穿透至软组织内，则蜂窝织炎表现严重，深部脓肿穿破皮肤后会成为瘘管，此时全身与局部的炎症表现都会迅速缓解，病变转入慢性阶段。

五、临床检查

1.化验

周围血象中白细胞计数增高,可至 $10×10^9/L$ 以上,并有大量中性粒细胞。红细胞沉降率增快。关节液外观可为浆液性(清的)、纤维蛋白性(浑浊的)或脓性(黄白色)。镜检可见多量脓细胞或涂片做革兰染色,可见成堆阳性球菌。寒战期抽血培养可检出病原菌。

2.X 线表现

早期只可见关节周围软组织肿用的阴影,膝部侧位片可见明显的髌上囊肿胀,儿童病例可见关节间隙增宽。出现骨骼改变的第一个征象为骨质疏松;接着因关节软骨破坏而出现关节间隙进行性变窄;软骨下骨质破坏使骨面毛糙,并有虫蚀状骨质破坏。一旦出现骨质破坏,进展迅速并有骨质增生使病灶周围骨质变为浓白。至后期可出现关节挛缩畸形,关节间隙狭窄,甚至有骨小梁通过成为骨性强直。邻近骨骼出现骨髓炎改变的也不少见。

六、诊断

根据全身与局部症状和体征,一般不难诊断。X 线表现出现较迟,不能作为诊断依据。关节穿刺和关节液检查对早期诊断很有价值,应做细胞计数、分类、涂片革兰染色找出病原菌,抽出物做细胞培养和药物敏感试验。

七、鉴别诊断

需与下列疾病作鉴别:

1.关节结核

发病比较缓慢,低热盗汗,罕见有高热,局部红肿,急性炎症表现不明显。

2.风湿性关节炎

常为多发性、游走性、对称性关节肿痛,也可有高热,往往伴有心脏病变,关节抽出液澄清,无细菌;愈后不留有关节功能障碍。

3.类风湿关节炎

儿童病例亦可有发热，但关节肿痛为多发性，往往可以超过3个以上，且呈对称性，部分病例为单关节型，鉴别困难。抽出液作类风湿因子测定，阳性率高。

4.创伤性关节炎

没有发热，抽出液清或为淡血性，白细胞量少。

5.痛风

以踇趾、跖趾关节对称性发作最为常见，夜间发作，亦可有发热，根据部位与血尿酸增高可鉴别；关节抽出液中找到尿酸钠盐结晶，具有诊断价值。

八、治疗

1.早期足量全身性使用抗生素

原则同急性血源性骨髓炎。

2.关节腔内注射抗生素

每天做一次关节穿刺，抽出关节液后注入抗生素。如果抽出液逐渐变清，而局部症状和体征缓解，说明治疗有效，可以继续使用，直至关节积液消失，体温正常。如果抽出液性质转劣而变得更为浑浊甚至成为脓性，说明治疗无效，应改为灌洗或切开引流。

3.关节腔灌洗

适用于表浅的大关节，如膝部在膝关节的两侧穿刺，经穿刺套管插入两根塑料管或硅胶管留置在关节腔内。退出套管，用缝线固定两根管子在穿刺孔皮缘以防脱落。一根为灌注管，另一根为引流管。每日经灌注管滴入抗生素溶液2000～3000mL。引流液转清，经培养无细菌生长后可停止灌洗，但引流管仍继续吸引数天，如引流量逐渐减少至无引流液可吸出一日局部症状和体征都已消退，可以将管子拔出。

4.关节切开引流

适用于较深的大关节，穿刺插管难以成功的部位，如髋关节，应该及时作切开引流术。切开关节囊，放出关节内液体，用盐水冲洗后，在关节腔内留置2根管子后缝合切口，按上法做关节腔持续灌洗。

关节切开后以凡士林油布或碘仿纱条填塞引流往往引流不畅而成瘘管，目前已很少应用。

为防止关节内粘连并尽可能保留关节功能，可做持续性关节被动活动。在对病变关节进行了局部治疗后即可将肢体置于下（上）肢功能锻炼器上做 24 小时持续性被动运动，开始时有疼痛感，很快便会适应。至急性炎症消退时，一般在 3 周后即可鼓励患者做主动运动。没有下（上）肢功能锻炼器时，应将局部适当固定，用石膏托固定或用皮肤牵引以防止或纠正关节挛缩。3 周后开始锻炼，关节功能恢复往往不甚满意。

后期病例如关节强直于非功能位或有陈旧性病理性脱位者，需行矫形手术，以关节融合术或截骨术最常采用。为防止感染复发，术前、术中和术后都需使用抗生素。此类患者做人工全膝关节置换术感染率高，需慎重考虑。

第三节 化脓性骨髓炎

一、急性血源性骨髓炎

（一）感染途径

化脓性骨髓炎是一种常见病，病因为化脓性细菌感染，其涉及骨膜、骨密质、骨松质与骨髓组织，"骨髓炎"只是一个沿用的名称。本病的感染途径有以下几点。

1.血源性

身体其他部位的化脓性病灶中的细菌经血液循环播散至骨骼，称为血源性骨髓炎。

2.开放性

开放性即由开放性骨折所致的感染或骨折手术后出现了感染，称为创伤后骨髓炎。

3.蔓延性

邻近软组织感染直接蔓延至骨骼，如脓性指头炎引起指骨骨髓炎，慢性小腿溃疡引起胫骨骨髓炎，称为外来骨髓炎。

4.医源性

随着骨科手术技术和内植物器械的快速发展,医源性感染的病例越来越多。

各种类型骨髓炎的发病机制全然不同,治疗方法也有差别,现分别对各型骨髓炎分节加以阐述。

(二)病因学

1.致病菌

溶血性金黄色葡萄球菌是最常见的致病菌,乙型链球菌居第二位,嗜血流感杆菌也可致病,其他的细菌有大肠杆菌和产气荚膜杆菌,亦可是肺炎球菌和白色葡萄球菌。近年来,溶血性金黄色葡萄球菌感染发病率有下降的趋势,而耐药菌种明显增多,特别是抗生素广泛使用之后,引起的耐药菌种正在增加,如耐甲氧西林金黄色葡萄球菌(MRSA)、铜绿假单胞菌、大肠杆菌等都会成为耐药致病菌种。

2.播散途径

本病的致病菌系经过血源性播散,先有身体其他部位的感染性病灶,一般位于皮肤或黏膜处,如疖、痈、扁桃体炎和中耳炎。原发病灶处理不当或机体免疫力下降,都可诱发细菌进入血循环成为败血症或脓毒败血症。菌栓进入骨营养动脉后往往受阻于长骨干骺端的毛细血管内,原因是该处血流缓慢,容易使细菌停滞;儿童骨骺板附近的微小终末动脉与毛细血管往往更为弯曲而成为血管襻,该处血流丰富而流动缓慢,使细菌更易沉积,因此,儿童长骨干骺端为好发部位。

3.各种诱因

发病前往往有外伤病史。儿童常会发生磕碰,因此创伤的真实意义不详,可能局部外伤后因组织创伤、出血而易于发病。外伤可能是本病诱因。

此外,本病发病与生活条件及卫生状况有关。往年,农村发病率明显高于城市,近年来在沿海大城市中血源性骨髓炎已很罕见,但在边远地区,本病仍是常发病。成年人因免疫性疾病需长期使用皮质类激素时,因机体局限感染灶的能力低下,亦容易罹患本病。

（三）病理学特点

本病的病理变化为骨质破坏与死骨形成，后期有新生骨，成为骨性包壳。其主要病理阶段如下。

1.脓肿形成

大量的菌栓停滞在长骨的干骺端，阻塞了小血管，迅速发生骨坏死，并有充血、渗出及白细胞浸润。白细胞释放的蛋白溶解酶破坏了细菌、坏死的骨组织与邻近的骨髓组织。渗出物和破坏的碎屑成为小型脓肿并逐渐增大，使容量不能扩张的坚硬骨腔内的压力更高。其他的血管亦受到压迫而形成更多的坏死骨组织。脓肿不断扩大并与邻近的脓肿合并成更大的脓肿。

2.脓肿、死骨与窦道形成

脓腔内高压的脓液可以沿着哈佛管蔓延至骨膜下间隙，将骨膜掀起成为骨膜下脓肿。骨密质外层 1/3 的血供系来自骨膜，骨膜的掀起会剥夺外层骨密质的血供而成为死骨。骨膜穿破后脓液便沿着筋膜间隙流注而成为深部脓肿。若脓肿穿破皮肤排出体外，则成为窦道。

脓肿也可以穿破干骺端的骨密质，形成骨膜下脓肿，再经过骨小管进入骨髓腔。

脓液还可以沿着骨髓腔蔓延，破坏骨髓组织、松质骨和内层 2/3 密质骨的血液供应。严重病例骨密质的内、外面都浸泡在脓液中而失去血供，这样便会形成大片的死骨。

3.入侵关节

脓液进入邻近关节比较少见，因为骨骺板具有屏障作用。成人骺板已经融合，脓肿可直接进入关节腔形成化脓性关节炎。小儿股骨头骺板位于髋关节囊内，该处骨髓炎可以直接穿破干骺端骨密质而进入关节。

4.骨性包壳与无效腔

骨失去血供后，部分骨组织因缺血而坏死。在周围形成炎性肉芽组织，死骨的边缘逐渐被吸收，使死骨与主骨完全脱离。在死骨形成过程中，病灶周围的骨膜因炎性充血和脓液的刺激而产生新骨，包围在骨干的外层，形成"骨性包壳"，包壳上有数个小孔与皮肤窦道相通。包壳内有死骨、脓液和炎性肉芽组织，往往引流不畅，成为骨性无效腔，其外形犹如棺材，故称之为"死柩"。

5.死骨的命运

小片死骨可以被肉芽组织吸收掉或为吞噬细胞所清除，也可经皮肤窦道排出。大块死骨难以吸收或排出，长期留存体内，使窦道经久不愈，疾病进入慢性阶段。

（四）临床表现

1.好发年龄与部位

儿童多见，以胫骨上段和股骨下段最为多见，其次为肱骨与髂骨，脊柱与其他四肢骨骼都可以发病，肋骨和颅骨少见，发病前往往有外伤病史，但能找到原发感染灶或在病史中询问出原发感染灶者却不多见。

2.发病急骤

起病急骤，有寒战，继而高热至39℃以上，有明显的毒血症症状。儿童可有烦躁、不宁、呕吐与惊厥。重者有昏迷与感染性休克。

3.肢体局部症状严重

早期只有患区剧痛，肢体半屈曲状，周围肌痉挛，因疼痛而抗拒做主动与被动运动。局部皮温增高，有局限性压痛，肿胀并不明显。数天后局部出现水肿，压痛更为明显，说明该处已形成骨膜下脓肿。脓肿穿破后成为软组织深部脓肿，此时疼痛反可减轻。但局部红、肿、热、压痛都更为明显。如果病灶邻近关节，可有反应性关节积液。脓液沿着髓腔播散，则疼痛与肿胀的范围更为严重，整个骨干都存在着骨破坏后，有发生病理性骨折的可能。

4.转归

急性骨髓炎的自然病程可以维持3~4周。脓肿穿破后疼痛即刻缓解，体温逐渐下降，脓肿穿破后形成窦道，病变转入慢性阶段。

5.非典型病例

部分病例致病菌毒性较低，特别是白色葡萄球菌所致的骨髓炎，表现很不典型，缺乏高热与中毒性症状，体征也较轻，诊断比较困难；在临床上应引起注意。

（五）辅助检查

1.白细胞计数

本病属于急性炎症，因此，白细胞计数显示明显增高，一般都在 10×10^9/L 以上，中性粒细胞可占 90%以上。

2.血培养

血培养可获致病菌，但并非每次培养均可获阳性结果，特别是已经用过抗生素者阳性率更低，建议在做血培养前停用两周以上的抗生素，具体情况需视病情而定。在寒战高热期抽血培养或初诊时每隔 2h 抽血培养一次，共三次，可以提高血培养阳性率。所获致病菌均应做药物敏感试验，以便调整抗生素。

3.局部脓肿的判定

局部脓肿的判定可采取分层穿刺，即选用有内芯的穿刺针，在压痛最明显的干骺端刺入，边抽吸边深入，不要一次穿入骨内，以免将单纯软组织脓肿的细菌带入骨内，抽出浑浊液体或血性液可做涂片检查与细菌培养，涂片中发现多是脓细胞或细菌即可明确诊断。任何性质穿刺液都应做细菌培养与药物敏感试验。

4.X 射线检查

起病后 14d 内的 X 射线检查往往无异常发现，用过抗生素的病例出现 X 射线表现的时间可以延迟至 1 个月左右。X 射线检查难以显示出直径小于 1cm 的骨脓肿，因此，早期的 X 射线表现为层状骨膜反应与干骺端骨质稀疏。当微小的骨脓肿合并成较大脓肿时才会在 X 射线片上出现骺区散在性虫蚀样骨破坏，并向髓腔扩展，密质变薄，并依次出现内层与外层不规则。骨破坏的结果是有死骨形成，死骨可大可小，小死骨表现为密度增高阴影，位于脓腔内，与周围骨组织完全游离。大死骨可为整段骨坏死，密度增高而无骨小梁结构可见。少数病例有病理性骨折。

5.CT 扫描检查

CT 扫描检查可以提前发现骨膜下脓肿，对细小的骨脓肿仍难以显示。

6.MR 检查

MR 检查可以更早期在长骨干骺端与骨干内发现有炎性异常信号，还可以显示出骨膜下脓肿，因此其明显优于前两者。

7.核素骨显像

病灶部位的血管扩张和增多，使 99mTc 早期浓聚于干骺端的病变部位，一般于发病后 48h 即可有阳性结果。核素骨显像只能显示出病变的部位，但不能作出定性诊断，因此，该项检查只具有间接帮助诊断的价值。

（六）诊断

在诊断方面应解决两个问题，即疾病诊断与病因诊断。诊断宜早。因 X 射线表现出现甚迟，不能以 X 射线检查结果作为诊断依据，有条件者可争取行 MR 检查。急性骨髓炎的诊断为综合性诊断，凡有下列表现均应想到有急性骨髓炎的可能。

（1）急骤的高热与毒血症表现。

（2）长骨干骺端疼痛剧烈而不愿活动肢体。

（3）该区有一个明显的压痛区。

（4）白细胞计数和中性粒细胞增高。局部分层穿刺具有诊断价值。

病因诊断在于获得致病菌。血培养与分层穿刺液培养具有很大的价值，为了提高阳性率，需反复做血培养。

应在起病后早期作出明确诊断并给予合适治疗，才能避免发展成慢性骨髓炎。据文献报道，在发病后 5d 内即作出诊断与合理治疗，可以减少转变至慢性阶段。

（七）鉴别诊断

在鉴别诊断方面应与下列疾病相鉴别。

1.蜂窝织炎和深部脓肿

早期急性血源性骨髓炎与蜂窝织炎和深部脓肿不易鉴别。可从下列几方面进行鉴别。

（1）全身症状不一样：急性骨髓炎毒血症症状重。

（2）部位不一样：急性骨髓炎好发于干骺端，而蜂窝织炎与脓肿则不常见于此处。

(3)体征不一样：急性骨髓炎疼痛剧烈，但压痛部位深，表面红肿不明显，出现症状与体征分离现象；而软组织感染则局部炎性表现明显，如果鉴别困难，可做小切口引流，骨髓炎可发现骨膜下脓肿。

2.风湿病与化脓性关节炎

特别是儿童类风湿关节炎，也可以有高热。鉴别不难，两类疾病都是关节疾病，疼痛部位在关节，浅表的关节可以迅速出现肿胀与积液。

3.骨肉瘤和尤因肉瘤

部分恶性骨肿瘤也可以有肿瘤性发热。但起病不会急骤，部位以骨干居多数，特别是尤因肉瘤，早期不会妨碍邻近关节活动，表面有曲张的血管并可摸到肿块。部分病例与不典型的骨髓炎混淆不清，必要时需做活组织检查。

（八）治疗

以往急性血源性骨髓炎死亡率高，由于应用了抗生素，死亡率已明显下降。但由于诊断不及时，急性骨髓炎往往演变为慢性骨髓炎，使医疗费用明显增加。因此，治疗的目的应该是中断骨髓炎由急性期趋向于慢性阶段，早期诊断与治疗是关键。

1.抗生素治疗

（1）足量广谱抗生素：对疑有骨髓炎的病例应立即开始足量抗生素治疗，在发病5d内使用往往可以控制炎症，而在5d后使用或细菌对所用抗生素不敏感，都会影响疗效。由于致病菌大都为溶血性金黄色葡萄球菌，要联合应用抗生素，选用的抗生素一种针对革兰阳性球菌，而另一种则为广谱抗生素，待检出致病菌后再予以调整。近年来，由于耐药菌株日渐增多，因此选择合适时期进行手术很有必要。

（2）疗效判定：急性骨髓炎经抗生素治疗后将会出现以下四种结果。

①在X射线片改变出现前全身及局部症状均消失。这是最好的结果，说明在骨脓肿形成以前炎症已经得到控制。

②在出现X射线片改变后全身及局部症状消失，说明骨脓肿已被控制，有被吸收掉的可能。

上述两种情况均不需要手术治疗，但抗生素仍宜连续应用至少 3 周。

③全身症状消退，但局部症状加剧，说明抗生素不能消灭骨脓肿，需要手术引流。

④全身症状和局部症状均不消退，说明：a.致病菌对所用抗生素具有耐药性；b.有骨脓肿形成；c.产生迁徙性脓肿。为了保全生命切开引流很有必要。

2.手术治疗

（1）手术的目的

①排毒：引流脓液，减少毒血症症状，这是较任何疗法都有效的措施，应及早进行。

②阻止急性骨髓炎转变为慢性骨髓炎：手术治疗宜早，最好在抗生素治疗后 48~72h 仍不能控制局部症状时进行手术，也有主张提前为 36h 的。延迟的手术只能达到引流的目的，不能阻止急性骨髓炎向慢性阶段演变。

（2）手术方法：手术有钻孔引流或开窗减压两种。在干骺端压痛最明显处做纵向切口，切开骨膜，放出骨膜下脓肿内高压脓液。如无脓液，向两端各剥离骨膜 2cm，不宜过广，以免破坏骨密质的血液循环，在干骺端以 4cm 口径的钻头钻孔数个。如有脓液溢出，可将各钻孔连成一片，用骨刀去除一部分骨密质，称为骨"开窗"。一般有骨膜下脓肿存在时，必然还有骨内脓肿。即使钻孔后未发现有骨内脓肿，损伤亦不大。不论有无骨内脓肿，均不要用探针去探髓腔，亦不要用刮匙刮入髓腔内。

（3）伤口的处理

①闭式灌洗引流：在骨髓腔内放置两根引流管做连续冲洗与吸引，关闭切口。置于高处的引流管以 1500~2000mL 抗生素溶液作连续 24h 滴注；置于低位的引流管接负压吸收瓶。引流管一般留置 3 周或至体温下降，引流液连续三次培养阴性即可拔除引流管。拔管前先钳夹引流管 1~2d，局部及全身均未出现反应时方可拔除。

②单纯闭式引流：脓液不多者可放单根引流管接负压吸引瓶，每日经引流管注入少量高浓度抗生素液。

③敞开切口：伤口不缝，填充碘仿纱条，5~10d 后再做延迟缝合。

3.全身辅助治疗

主要是各种对症措施,包括高热时降温、补液、补充热量。化脓性感染时往往会有贫血,可隔1~2d输给少量新鲜血,以增加患者的免疫力;也可用一些清热解毒的中药。

4.局部辅助治疗

(1)肢体制动:对患肢可做皮肤牵引或石膏固定,可以起到以下作用。

①止痛。

②防止关节挛缩畸形。

③防止病理性骨折。

(2)石膏管型:如果包壳不够坚固,可上管型石膏2~3个月,并在窦道处石膏上开窗换药。

二、慢性骨髓炎

大多数慢性骨髓炎是由急性骨髓炎治疗不当或不及时发展而来。以前是多继发于急性血源性骨髓炎。现在急性血源性骨髓炎在早期多能及时有效治疗,转化为慢性骨髓炎较少,现在较常见的是开放性骨折和骨的贯通伤后发生的骨髓炎,以及金属内固定物植入引起的骨感染。急性炎症消退后,遗留的死骨、无效腔是造成慢性骨髓炎的主要原因。致病菌常为多种细菌混合感染,以金黄色葡萄球菌为主。急性骨髓炎炎症消退后,反应性新生骨形成、骨质增生硬化、病灶区域存留的死骨、无效腔和窦道是慢性骨髓炎的基本病理变化。其有慢性局限性骨脓肿和慢性硬化性骨髓炎两种特殊类型。

(一)诊断标准

(1)有急性血源性骨髓炎、开放骨折或火器伤病史。

(2)窦道愈合的病变静止期,可无全身和局部症状。发作时,有发热、食欲缺乏症状,如急性骨髓炎表现。

(3)急性发作时,局部已经愈合的创口,又开始疼痛、肿胀、流脓。有的在伤口瘢痕的表面形成混浊的水疱或波动性的肿块。当水疱或肿块溃破后流出脓液,有的排出小死骨片,以后全身症状消退。长久不愈,窦道周围皮肤长期受分泌物的刺激,有色素沉着或湿疹性皮炎，少部分人并发表皮样癌。幼年发病，骨骺板破坏者，可有肢体发育障碍，肢体有短缩或内、外翻畸形。

（4）X射线检查：病变骨失去原有的外形，骨干增粗，骨质硬化，轮廓不规则；髓腔变窄甚至消失，有圆形或椭圆形破坏透亮区；常可见到与周围骨质脱离的死骨，致密硬化的死骨块可大可小，多与骨干平行，死骨周围有一透亮区，边缘呈锯齿状，此为慢性骨髓炎特征。

（5）窦道造影：可通过窦道造影了解窦道的深度、分布范围和无效腔的关系，以利于彻底清除无效腔和窦道。

（二）鉴别诊断

根据既往急性化脓性骨髓炎的病史、体征、典型的X射线表现，诊断多无困难，但仍需与下列病变鉴别。

1.结核性骨髓炎

一般多侵入关节，病史较缓慢，有结核病或结核病接触史等。X射线片显示以骨质破坏为主而少有新骨形成。

2.骨样骨瘤

常易诊断为局限性脓肿，但其特征为经常性隐痛，夜间疼痛较重，局部压痛明显，但无红肿，少有全身症状，X射线片可进一步提供鉴别依据。

3.骨干肉瘤

局部及X射线片表现偶可与骨髓炎混淆，但根据发病部位、年龄、临床表现及X射线片特征可以鉴别。若病程长，窦道久治不愈，局部疼痛剧烈，有异常肉芽，脓液量多且有恶臭味，应注意有恶性变的可能。

（三）治疗原则

1.全身治疗

慢性骨髓炎是长期消耗性疾病，手术前患者体质弱，应增加营养，为手术创造条件。手术前后使用足量有效的广谱抗生素。

2.手术原则

尽可能彻底清除病灶，摘除死骨，切除增生的瘢痕和清除肉芽坏死组织，消灭无效腔，改善局部血液循环，为愈合创造条件。根据不同的病情可选择不同手术方案，如病灶清除术、碟形手术（OTT手术）、带蒂肌皮瓣转移术、骨移植术等。

3.药物治疗

应根据细菌培养及药物敏感试验选择抗菌药，术前、术中、术后均应用足量有效的抗菌药物。

三、创伤性骨髓炎

（一）概述

创伤性骨髓炎主要是指因火器伤、开放性骨折或切开复位内固定等对骨折断端或显露处的直接污染、感染而形成的骨髓炎。其特点是感染主要局限于骨折处，附近软组织亦同时呈现急性化脓性炎症状态。骨骼一旦污染及其后发展形成的感染，则大多为慢性过程。

受感染的骨端因无骨膜及血供而易坏死，软组织可能难以覆盖骨端而使骨外露，从而加速骨坏死进程。如果软组织对骨端包裹良好，则局部可被爬行代替，并与活骨相连处因破骨细胞及蛋白水解酶的作用使死骨逐渐分离，最终脱离主骨而存于深部或被排出体外。

（二）病因学

创伤性骨髓炎最常见的原因之一是开放性骨折的术后感染，其次为骨折切开复位或其他骨关节手术后出现感染。可为急性或慢性，病变都在骨折端附近。急性期的感染以髓腔内感染最为严重，有高热、寒战等毒血症症状，与急性血源性骨髓炎相似。另一种为骨折附近的皮肤肌肉坏死感染，使失去血供的骨折段暴露于空气中干燥坏死，病程转入慢性，往往还伴有感染性骨不连或骨缺损。

（三）临床表现

1.急性期

骨折后或骨骼手术后突然出现高热等急性炎症期所常有的全身症状，同时局部出现红、肿、疼痛、凹陷水肿及压痛等局部症状。创口或骨表面可有脓液溢出或分泌物明显增多。

2.慢性期

慢性期主要表现为伤口不能闭合，可遗留窦道或有骨外露；创口分泌物较多。因在骨端表面感染，故形成无骨痂包围的无效腔。

3.影像学所见

X射线平片可见死骨区骨端骨密度较正常为高，死骨周围有密度减低阴影。

（四）治疗

1.急性期

（1）开创引流：急性期立即敞开创口引流，以免脓液进入骨髓腔内。

（2）足量广谱抗生素：全身性使用抗生素，并按细菌培养及药物敏感试验的结果调整用药。

（3）清除异物及坏死组织：分次清创，清除创口内异物、坏死组织与游离碎骨片。

（4）肢体固定、换药：用管型石膏固定，开洞换药；或用外固定支架固定，以便换药，经过处理后疾病便转入慢性阶段。

2.慢性期

在慢性阶段病变的主要特征是：

（1）骨外露：有骨暴露和暴露后的骨密质干燥坏死，使邻近的肉芽组织难以长入。

（2）窦道形成：有感染性窦道及溢液。

（3）其他：可有皮肤缺损及感染性骨不连或骨缺损。

（五）胫骨创伤后骨髓炎

现以胫骨创伤后骨髓炎为例进行阐述，此种骨髓炎在临床上可分成以下5型。

1.Ⅰ型

没有骨缺损，只有软组织覆盖问题和骨暴露。

处理方法是在骨密质上钻洞，使洞内生长肉芽组织，覆盖骨面，但生长的肉芽组织往往是不健康的；也可用骨刀将暴露于空气中的死骨削去一层，直至切削面有渗血为止。有渗血的骨面会迅速生长肉芽组织，根据创面的大小决定是否需要植皮。

2.Ⅱ型

本型有部分性骨缺损，只有占周径1/4的骨缺损才会影响胫骨的力学强度而需做植骨术。

（1）按有无皮肤缺损和窦道溢液：本型又可分成4种亚型。

Ⅱa型：没有皮肤缺损和窦道溢液。通常为单纯性腔隙性骨缺损，处理比较简单，可以取髂嵴咬成碎屑填充植骨。如合并有骨不连者还需使用内固定物或外固定支架。

Ⅱb型：有皮肤缺损，但没有窦道溢液。先解决皮肤覆盖问题，可以采用显微外科技术做皮瓣移植，一期或分期做植骨术。植骨的来源一般为髂骨，可以咬成碎屑填充植骨，也可以移植带旋髂深血管的髂嵴，甚至与皮瓣串联成一起成复合组织瓣一期移植完成。

Ⅱc型：没有皮肤缺损，但有窦道溢液。

Ⅱd型：兼有皮肤缺损和窦道溢液。

（2）Ⅱc型和Ⅱd型的特点：两者均有窦道溢液，有时还合并有感染性骨不连接，对于此类病例，应分期手术，首先解决骨感染，待伤口愈合后6个月不发才能再次手术植骨。也可以在抗生素保护下做快速植骨术，具体步骤如下。

①细菌培养及药敏试验：取窦道溢液做细菌培养与药物敏感试验，找出合适的抗生素连续静脉内给药2周。

②首次清创术：给药2周后做第一次清创手术，清除一切死骨、坏死组织与肉芽组织，伤口内置入庆大霉素-骨水泥珠链及引流管后，将手术切口缝合，珠链完全埋入伤口内。

③后继治疗：手术后继续静脉内给抗生素2周。如果清创术是彻底的，引流管引流量会逐日减少，拔去引流管后手术切口会一期愈合，这样便有条件二期植骨。如果伤口感染化脓穿破，则手术宣告失败。

④第二次清创术：在第一次清创术后2周时再次打开切口，取出珠链，做第二次清创术。取髂骨咬成骨粒混合抗生素粉剂后充填在骨性腔隙内，放引流管引流。有骨不连者同时做外固定支架固定术。

⑤术后：继续静脉内给予抗生素2周，总计6周。停药后再口服抗生素4~6周。

⑥有皮肤缺损病例的处理方法：

a.大面积皮肤缺损者：需在第一次清创术时同时做皮瓣移植术，在感染的环境下做血管吻合术是危险的，因此，主张做就近的带血管蒂皮瓣岛形转移，如胫骨远端有骨缺损时可应用足底皮瓣岛形转移。

b.小面积皮肤缺损而骨性腔隙不大者：植骨量不多时可采用开放植骨法。第一次清创手术和第二次植骨手术方法如上所述，皮肤有缺损伤口难以缝合时可裁剪小片人造皮肤缝在伤口上。待骨性腔隙壁生长出肉芽组织并充填于植骨粒间隙内，最后将骨粒完全埋藏时可在肉芽组织表面植以薄层皮片。大型骨性腔隙也可采用开放植骨法，但必须每2周更换人造皮肤并成V形更换核心的植骨骨粒。此法费时长，骨粒损耗量多，很不经济，故难以普及。

3.III型

有节段性胫骨缺损，长度9cm以内，同侧腓骨完整，皮肤缺损可有可无。该类病例最适宜做带旋髂深血管的髂嵴移植术或用外固定支架做骨延长术。皮肤缺损应做皮瓣移植术，与植骨术同期或分期完成。

4.IV型

有节段性胫骨缺损，长度9cm以上，腓骨完整，皮肤缺损可有可无。该类病例可按有无皮肤缺损选用同侧或对侧的吻合血管的腓骨移植或腓骨骨皮瓣移植。选用同侧腓骨者必须在术前做下肢动脉造影以确保术后小腿留有足够的动脉灌注。也可应用外固定支架做骨延长术。

5.V型

有节段性胫骨缺损，长度9cm以上，同侧腓骨不完整，皮肤缺损可有可无。该类病例处理困难，可选用对侧的吻合血管腓骨移植或者腓骨骨皮瓣移植或用外固定支架做骨延长术。

四、其他类型骨髓炎

（一）局限性骨脓肿

1.概述

局限性骨脓肿，通常发生于长骨的干骺端，多见于胫骨、股骨与肱骨。产生Brodie脓肿的主要原因是在感染时由于细菌毒力低，相对机体抵抗力强时，此时感染可被局限于骨的干骺端，形成局限性骨脓肿。因最早由英国医生Brodie首先报道，故亦称Brodie骨脓肿。脓肿内为白黄色稠厚脓液或肉芽；脓液培养可无细菌生长。中期为炎性肉芽组织所替代，后期则为感染性瘢痕组织。

本症多发于青少年，以胫骨下端及上端、桡骨下端等处多见；亦可见于股骨及肱骨。患者多有急性感染史，以后遗留有局限性疼痛。重者可有红、热、肿胀等局部表现，但少有严重者。一般无全身症状，可有间歇期，并呈急性发作。

2.临床特点

病员通常无急性血源性骨髓炎的病史。病程往往呈迁徙性，可持续数年之久。当劳累或轻微外伤后局部有疼痛及皮温升高，罕见有皮肤发红。使用抗生素后炎症表现迅速消退，少数病例炎症不能控制者，则可穿破皮肤使脓液流出。

3.影像学改变

X射线片表现为骨端局限性密度减低区周围骨质有炎症反应性增高阴影，且与周围边界不清，一般多无骨膜反应及死骨。此种状态应与骨囊肿相鉴别，后者主要显示囊腔周围只有薄层带状硬化骨。

4.治疗

（1）急性发作期：急性发作时应全身应用抗生素，常用林可霉素，0.6g肌内注射，每日2次；或1.8g静脉滴注。也可选用其他广谱抗生素。

（2）非急性期：此期可偶有发作，仍可以使用广谱抗生素。反复急性发作者需手术治疗。手术时间为在两次急性发作的间歇期。术前术后都需使用抗生素。手术方法为彻底刮除病灶内炎性组织，冲洗干净后取自体骨骼松质骨，咬成小粒，与抗生素粉剂混合后填充骨腔。伤口缝合后可望一期愈合。也有分期植骨的：先在骨腔填充庆大霉素-骨水泥珠链，2周后取出，再植以自体松质骨粒。

（二）硬化性骨髓炎

1.概述

硬化性骨髓炎，因首先由瑞士医生Garré所描述，故又名Garré骨髓炎。病因尚未完全确定，一般认为是骨组织低毒性感染，有强烈的成骨反应，骨皮质硬化增厚为其特征。亦有认为系骨组织内有多个小脓肿，张力很高，细菌培养多为阴性。本病多发生在长管状骨骨干，以胫骨为好发部位。

2.临床特点

本症多发生于较大的儿童及成人，常侵及胫骨、腓骨、尺骨等长管状骨。硬化性骨髓炎起病时为慢性病程，发病隐渐，全身症状轻微，常因局部胀痛不适而就诊，往往反复发作。检查时可发现局部疼痛、压痛及皮肤温度高，很少有红肿，更罕见有穿破皮肤者。使用抗生素后症状可以缓解。多次发作后可以触摸到骨干增粗。

3.影像学所见

X射线片可见骨干局部呈梭形变粗，骨密度增高。因X射线片表现为大片浓白阴影，难以看出狭窄的骨髓腔与小透亮区，或呈现不规则的骨密度减低区。体层摄片与CT检查可以探查出普通X射线片难以辨出的小透亮区。本症应与骨梅毒、尤因肉瘤、Paget病相鉴别。

4.治疗

（1）抗生素疗法：使用抗生素可以缓解急性发作所致的疼痛。由于病灶部位硬化骨很多，药物难以经血液循环进入病灶内，因此，部分病例抗生素难以奏效而需做手术治疗。

（2）手术的方法

①清除病灶：凿开增厚的骨密质，找到小脓腔，将其中的炎性肉芽组织及脓液清除后疼痛可望立即缓解。

②开窗引流：找不到脓腔的可在骨密质上开一个窗，一期缝合皮肤，使骨髓腔内有张力的渗液引流至软组织内，疼痛亦可解除。

③珠链缓释：因手术时找不到小脓腔，或多个小脓腔在手术时难以一一发现者手术后效果可能不佳。因此可以先在密质上开一个窗，再从干骺端开孔行髓腔扩大，清创及冲洗术，清除全部的脓腔。脓腔内置庆大霉素-骨水泥珠链，2周内逐渐取出，可望伤口一期愈合及解除疼痛症状。

（三）伤寒性骨髓炎

1.概述

伤寒性骨髓炎是伤寒或副伤寒病后所引起的骨骼病变，其发病率在伤寒患者中不足10%；可见于伤寒病的恢复期到病后一年之间。好发于胫骨、股骨、肋骨或脊柱，且多为单发。病变位于长管骨的骨干或干骺端的骨皮质内，主要为骨膜增生性变。

2.诊断

（1）临床特点：有伤寒病史，发病缓慢，全身症状多较轻微。局部可有红、肿、热、痛等炎性反应共性症状，当有脓液集聚形成脓肿时，则有波动感。

（2）X射线片表现：为局限性增粗，边缘呈不规则状；发生于脊柱者，类似化脓性脊柱炎外观。

（3）其他：血清肥达反应阳性及局部穿刺培养阳性时，即可诊断。

3.治疗

主要为伤寒病的全身疗法，局部有脓液者可行手术切开引流等手术。

第四节 类风湿性关节

类风湿性关节炎（RA）是一种病因未明、以周围对称性多关节慢性炎症反复发作的自身免疫性疾病。早期有对称性关节疼痛、肿胀、功能障碍，当炎症破坏软骨和骨质时，则出现关节畸形、功能丧失。20～60岁年龄组多见，35～45岁为高峰，女性与男性之比为2：1或3：1。

一、病因及发病机制

本病病因不清，可能与下列因素有关：

（一）自身免疫反应

与本病有关的人类白细胞相关抗原 HLA-DR4 与短链多肽结合，能激活 T 细胞，在某些环境因素作用下，产生自身免疫反应，导致滑膜增殖、血管翳形成、炎性细胞聚集和软骨退变。

（二）感染

其依据是病情发展的一些特征与病毒感染相符，多数学者认为，甲型链球菌感染为本病之诱因。

二、临床表现

类风湿性关节炎发病呈多样性，大部分患者起病隐匿、缓慢，也有8%～15%的患者呈急性发作，主要表现如下：

（一）前驱症状

常于数周或数月内出现乏力、食欲缺乏、肌肉酸痛、低热、体重减轻等症状，2/3 的患者在冬季发病。

（二）关节表现

1.晨僵

早晨起床或长时间不动后出现关节僵硬、活动受限，经活动后症状有所减轻，称为晨僵。晨僵持续时间的长短，是判断类风湿性关节炎和病情程度的重要指标。一般晨僵持续半小时以上才有临床意义。

2.疼痛

早期一两个关节运动时疼痛，病情发展可出现自发性、对称性关节疼痛。疼痛性质与程度因关节部位不同而有所不同，手、腕关节常表现针刺痛伴压痛，如"琴键征"；足趾关节因滑膜炎早期压痛明显；膝关节因腘窝囊肿胀痛明显；髋关节、颈椎多伴有放射痛。

3.关节肿胀

类风湿性关节炎典型的早期特征是近端的指间关节因肿胀产生梭形外观,伴掌指关节对称性肿胀;膝关节有明显的肿胀征;肩、髋关节肿胀少见。

4.关节畸形

随着病情的发展、迁延,导致关节软骨、骨质的侵袭,关节移位、脱位,以及韧带、关节囊、周围组织的破坏,最后受累关节不同程度的畸形。如手会出现"鹅颈"畸形、"纽扣花"畸形、"望远镜手""槌状指",以及爪样足、高弓足变形,膝关节屈曲挛缩、外翻等。

(三)关节外表现

1.类风湿结节

15%～25%的类风湿患者会出现,多发于受压或受摩擦的部位。结节分深部和浅表两种类型。浅表结节常见于肘部、关节鹰嘴突、骶部、枕部、耳郭、背脊侧部等处。结节个数不一,大小不等,呈圆形或椭圆形,质地坚硬,可移动或固定,少数有压痛。深部结节发生在内脏组织,如胸膜、肺、心脏等,无脏器功能影响时,不出现症状。

2.类风湿血管炎

可出现于全身各系统,常见皮肤、心脏、肺、肝、肾、胃肠道等血管受累,以及侵袭神经系统。类风湿血管炎在较大血管受累时,可表现为雷诺现象,指(趾)端溃疡、坏死、皮肤溃疡,内脏受累。小血管受累可致紫癜、瘀斑、网状青斑、毛细血管扩张及指甲下片样出血。供给神经和内脏的血管受累,可表现为心包炎、胸膜炎、冠状动脉炎、脑血管炎、肾脏病变和高血压以及神经炎等症状。

3.其他

有的患者会出现贫血、角膜炎、眼干燥症等。

三、辅助检查

（一）实验室检查

1.一般检查

血、尿常规、红细胞沉降率、C-反应蛋白、肝肾功能、免疫球蛋白、蛋白电泳、补体等。

2.自身抗体

类风湿性关节炎患者自身抗体的检出，是类风湿性关节炎有别于其他炎性关节炎，如银屑病关节炎、反应性关节炎和骨关节炎的标志之一。

（二）影像学检查

1.X 线片

关节 X 线片可见软组织肿胀、骨质疏松及病情进展后的关节面囊性变、侵袭性骨破坏、关节面模糊、关节间隙狭窄、关节融合及脱位。

2.CT 检查

胸部 CT 可进一步提示肺部病变，尤其高分辨 CT 对肺间质病变更敏感。

3.MRI 检查

手关节及腕关节的 MRI 检查可提示早期的滑膜炎病变，对发现类风湿性关节炎患者的早期关节破坏很有帮助。

4.超声

关节超声是简易的无创性检查，对于滑膜炎、关节积液以及关节破坏有鉴别意义。研究认为其与 MRI 有较好的一致性。

（三）特殊检查

1.关节穿刺术

对于有关节腔积液的关节，关节液的检查包括关节液培养、类风湿因子检测、抗 CCP 抗体检测、抗核抗体等，并做偏振光检测鉴别痛风的尿酸盐结晶。

2.关节镜及关节滑膜活检

对类风湿性关节炎的诊断及鉴别诊断很有价值，对于单关节难治性的类风湿性关节炎有辅助的治疗作用。

四、诊断

本病在美国多见，因此美国风湿病协会制定了较为详细的诊断标准，并分为以下四类。

（一）典型的类风湿关节炎

此类型诊断要求具备下列标准中的 7 项，其中标准 1～5 关节症状或体征必须至少持续 6 周。

（1）早晨起床时关节僵硬感。

（2）至少一个关节活动时有疼痛或压痛。

（3）至少一个关节有肿胀（不仅增生，而且软组织增厚或积液）。

（4）至少有另一个关节肿胀（两个关节受累症状的间歇期不超过 3 个月）。

（5）两侧同一关节对称性肿胀（近侧指间关节、掌指关节、跖趾关节可有症状，但不是绝对对称）。

（6）皮下结节。

（7）类风湿关节炎的典型 X 线改变，不仅有退行性改变，而且至少包括受累关节周围骨质的脱钙。

（8）凝集试验阳性，在两个不同试验室采用任何方法的类风湿因子为阳性，并且正常对照组的阳性率不得大于 5%。

（9）滑液中有极少量的黏蛋白沉淀（液体浑浊，含有碎屑；滑液炎性渗液含白细胞数超过 2000 个/μL，没有结晶）。

（10）具有下列 3 种或 3 种以上滑膜特有的组织学改变：显著的绒毛肥厚；滑膜表面细胞增生；慢性炎性细胞浸润，有形成"淋巴样结节"的倾向；表面和腔隙中纤维蛋白沉积及细胞坏死灶。

（11）结节的特异性组织学改变：有中心区细胞坏死的肉芽肿，外面包绕增殖的单核细胞"栅栏",外周有纤维和慢性炎性细胞浸润。

（二）可明确诊断的类风湿关节炎

获此诊断的病例,需要具备上述标准中的 5 项；1~5 项关节症状,体征必须至少持续 6 周。

（三）拟诊类风湿关节炎

这一诊断需要具备上述标准中的 3 项；其中至少有标准 1~5 关节症状中的一项,体征至少有一项要持续 6 周以上。

（四）怀疑有类风湿关节炎可能

应具备下列标准中的 2 项,而且关节症状持续时间至少 3 周者。

（1）晨僵。

（2）触痛或活动时疼痛。

（3）关节肿胀史或所见。

（4）皮下结节。

（5）血沉或 C-反应蛋白升高。

（6）虹膜炎（除儿童类风湿关节炎外,此项标准价值不大）。

以上是美国风湿病协会根据患者出现的症状而制定的四类诊断标准,临床医师可根据情况注意观察,并采取相应的处理。

五、鉴别诊断

具有与类风湿关节炎相类似症状及体征的疾病很多,临床上常遇到且需进行鉴别的有以下三种。

（一）骨性关节炎

本病一般为非对称性发病,且关节局部反应、皮温及关节积液均较轻,免疫学反应及血沉亦均正常。

（二）痛风

早期症状与类风湿关节炎相似,尤其是小关节的炎性反应；但本病以男性为多发,且血尿酸含量明显增高，其发作与饮食成分密切相关。

（三）牛皮癣性关节炎

关节反应与类风湿关节炎相似，也常累及小关节及大关节，但在患者身体上可观察到牛皮癣的皮损（经皮肤科医生证实）。

六、治疗

（一）休息

尤其是当病变处于急性期时，患者应完全休息以减轻疼痛；非急性期亦不主张过分的活动与剧烈运动。

（二）理疗

在恢复期可酌情选择有效的理疗，以求帮助关节活动及改善病变关节的炎性反应，同时也可使其不致过多的丧失功能。

（三）药物

主要有以下几种。

1.水杨酸盐类药

临床上较为多用，每次剂量 0.5～1.0g，每日 4 次。易出现胃肠道反应、血小板凝聚力下降，目前多选用肠溶性制剂。

2.金制剂

在前者不能控制症状时，可以用硫代苹果酸金钠或金硫葡萄糖等金制剂药物，肌内注射，第 1 周 10μg，第 2 周 25μg，以后每周可达 50μg。用药时注意患者的全身情况，有肝、肾及血液疾病的患者慎用。

3.免疫抑制剂

如环磷酰胺、甲氨蝶呤等药物。主要用于严重、活动型类风湿关节炎。甲氨蝶呤（MTX）每周一次给药，用量酌情选择，其剂量为 2.5～15μg。用药后应密切观察患者的肝脏及血液系统的变化。

（四）手术治疗

对类风湿病变所致的畸形可在静止期行手术治疗，常用的术式有以下4类。

1.滑膜切除术

滑膜切除术主要用于掌指关节、腕关节及膝关节等，可对病变的滑膜行切除术。滑膜切除后应在支具帮助下，逐渐恢复关节功能。

2.关节冲洗＋镜下滑膜切除术

在大关节，尤其是膝关节，可在关节镜下行滑膜切除，同时进行反复冲洗，以求更换关节液的成分而达到缓解关节炎症状和改善关节功能的目的。

3.关节成型术

对负重关节，尤其是足部的跖趾关节，当出现爪状趾畸形影响负重时，可行跖骨头切除术，以期形成新的关节，从而达到改善负重功能及缓解疼痛的目的。

4.人工关节置换术

对于严重的类风湿患者，当髋或膝关节严重受损，以致关节无法修复时，可酌情采用人工关节置换术，以高龄者为多。

第五节　肩关节周围炎

一、概述

肩周炎又称"五十肩""粘连性肩关节囊炎"，它是肩周肌肉、肌腱、韧带和关节囊等软组织的慢性非特异性炎症和退行性病变，逐渐形成肩关节内外粘连，以肩部疼痛、活动受限和僵硬为主要特征的常见病。多见于50岁以上患者，女性多于男性。其是一种自限性疾病，多数病例经数月或更长时间，疼痛可逐渐消失，活动范围多可慢慢恢复而自愈。通常需经历炎症期、冻结期和恢复期三个阶段。祖国医学又称之为"漏肩风"。

肩关节是人体具有最大活动范围的关节。它是由肩肱关节（第一肩关节）、肩峰下结构（第二肩关节）、肩锁关节、肩峰-喙突间连结、肩胛-胸壁间连结和胸锁关节等六部分组成的关节复合体。在复合体周围分布着13个滑囊及众多的肌肉、韧带，使肩关节保持了最大限度的运动功能。上述这些结构中又以肩肱关节、肩峰下结构（第二肩关节）及肱二头肌长头腱滑动装置等解剖构造最为重要，与肩关节周围炎的发生、发展关系密切，具有重要的临床意义，并将在下面分专段讨论。

肩周围炎的病理可以分成以下三种类型：

（1）肱骨头的上滑动结构病变。

（2）肱二头肌长头腱滑动结构病变。

（3）"冻结肩"。

以下三段将对肩部复合体中的重要结构的特性加以介绍：

二、大体解剖

（一）第一肩关节（肩肱关节）

第一肩关节又名肩肱关节的第一关节，是由肩盂与肱骨头组成的杵臼关节。肱骨头关节面较大，呈圆形，但呈卵圆形的肩盂仅为肱骨头关节面面积的1/3。由于肩盂小而浅，加之关节囊较松弛、富有弹性，在使肱骨头具有最大活动范围的同时，肩肱关节也是人体大关节中最不稳定的关节。

肩肱关节的滑膜关节囊在腋部形成皱襞，具有较大的面积，可使肩肱关节能充分的外展及上举。当发生"冻结肩"时，因滑膜腔粘连、皱襞消失、关节容量明显减少及关节僵硬而使活动范围明显受限。

正常情况下，肩肱关节滑膜腔与肱二头肌长头腱腱鞘相通，并通过关节囊前壁的肩肱上韧带和中韧带之间的Weitbrecht孔与肩胛下肌下滑囊相通。"冻结肩"常常是多滑囊病变，肩肱关节滑膜粘连，关节腔容量明显减少，可由正常的20～35 mL降至5～15 mL，滑膜皱襞闭锁，肱二头肌长头腱鞘充盈不良或闭锁，肩胛下肌下滑囊因炎症粘连及Weitbrecht孔闭锁，造影时肩胛下肌下滑囊不显影。这些都是"冻结肩"的典型特征，也是诊断的主要依据。

（二）第二肩关节（肩峰下结构）

1.组成

1947年，有学者提出把肩肱关节称为"第一肩关节"，而肩峰下的解剖结构具有近似典型滑膜关节的构造，并参与肩部运动，因此主张"第二肩关节"的命名。其构成包括以下几点：

（1）喙突：肩峰及肩喙韧带所组成的穹隆状结构，类似关节的臼盖部分，起关节盂作用。

（2）肱骨大结节：类似杵臼关节的髁突部分，大结节在肩关节前举及后伸活动时，是在肩峰下方弓状结构下呈弧形轨迹运动。

（3）肩峰下滑液囊：位于肩峰下及冈上肌腱的表面，其能缓冲大结节对肩峰的压力和减少冈上肌腱在肩峰下的摩擦；具关节滑囊作用。

（4）冈上肌腱和肱二头肌长头：前者在肩峰与大结节之间通过，后者位于关节囊内、在肩喙韧带下移动。

2.临床意义

第二肩关节的临床意义主要是参与肩部运动，因此，肩峰下结构易受损伤、退变和炎症反应。肩峰撞击综合征和肩峰下滑囊炎是肩关节周围炎诸病变中的重要组成部分，在临床诊断和治疗方面不可忽视。现将两者分述于下。

（1）撞击综合征：多见于老年人，主因肩峰外侧端退变及增生，肱骨大结节硬化及骨赘形成。使位于两者之间的肩峰下滑囊、冈上肌腱、肱二头肌长头腱因上臂的上举、外展，造成大结节和肩峰反复挤压，肌腱及滑囊经常受到碰撞以致发生损伤、炎症及退行性变。此种使肩关节外展及上举受限、伴肩痛及肩峰下间隙压痛者，临床上称为"撞击综合征"。

冈上肌腱可因外伤或退变发生断裂，患肩在上举60°～120°时出现疼痛，此称"疼痛弧综合征"。完全性断裂使肩肱关节腔经冈上肌腱的破裂口与肩峰下滑囊相通。造影时可显示造影剂经破孔溢入肩峰下滑囊内。

（2）肩峰下滑囊炎：在肩峰下滑囊炎急性期，因滑囊内积水，穿刺可抽得积液。慢性期滑膜壁层粘连，甚至囊壁层钙盐沉着而影响冈上肌的滑动。冈上肌腱炎常因反复损伤或随年龄增长而加速退变，且急性期冈上肌腱水肿，渐而钙盐沉着并形成钙化性肌腱炎。临床表现为肩三角肌周围剧烈疼痛，上举、外展及旋转均受限。X射线摄片见肩峰下区域有致密的钙化影。

（三）肱二头肌长头腱的滑动结构

肱二头肌长头腱起始于肩盂上方的粗隆部，当上臂自然下垂位时，该腱在肱骨头的外侧呈直角走向肱骨上部的大、小结节间沟，该沟构成了肌腱内、外、后侧壁；而前壁则由坚韧的纤维组织——横韧带所覆盖；并在此骨——纤维鞘管中滑动。肱二头肌长头腱自起点至骨纤维鞘管道入口的近侧段称为关节内段，其中位于鞘内的部分称为鞘内段；并随上肢的外展、上举或下垂使肱二头肌长头腱不断滑动，鞘内段和关节内段不断转变长度。从下垂位至最大上举位鞘内滑动达4cm。上臂自然下垂位，关节内段和鞘内段呈90°状。

肱二头肌长头腱炎或腱鞘炎是肩周炎中较常见的病变，在肩周炎中占15%左右。主因该肌腱易发生劳损、变性，亦可部分断裂或全断裂。当肌腱和腱鞘发生粘连或鞘管狭窄时，肌腱的滑动机能会丧失以致肩的外展、上举及旋转等功能均受限。由此可以看出肩关节周围炎的病变部位、发病特点与解剖结构有密切的关系。对肩关节解剖及功能的了解有助于更深入地探讨肩关节周围炎的发病规律、临床特点及防治方法。

三、冻结肩

（一）基本概念

冻结肩，指中年以后约在50岁突发性肩关节痛及挛缩。病变范围波及冈上肌腱、肱二头肌长头腱及腱鞘、肩峰下滑囊、肩喙韧带及肩肱上韧带等，亦可累及肩肱关节腔；本病为一种多滑囊及多部位病变。

在急性期，即冻结进行期，主要表现剧烈疼痛及肌肉痉挛，尤以夜间为剧；关节镜下可见滑膜充血及绒毛肥厚增殖，并充满关节间隙以致关节腔狭窄和容量减少，肌腱关节内段表面为血管壁覆盖。

2~4周后即转入慢性期；此时疼痛减轻，关节囊增厚及纤维化，滑膜粘连，皱襞间隙闭锁及容量明显减少，以致关节挛缩及运动障碍日渐加重。由于肩的各方向活动度明显受限，可呈"冻结"状态，故名。此时梳头、穿衣、举臂及后伸系带解带均感困难。压痛范围广泛，如喙突、肩峰下、结节间沟及四边孔（间隙）部位，且三角肌，冈上肌和冈下肌出现萎缩。关节镜下可发现关节内有小碎片漂浮于腔内。

普通 X 射线片可显示肩峰和大结节骨质稀疏及囊样变；关节造影显示肩胛下滑囊消失、盂下滑膜皱襞闭锁及长头腱鞘充盈不全，关节腔内压力增高，但容量降至 5~15mL（正常的 1/3）。

本病主要与根型或混合型颈椎病鉴别，临床上有 1/4~1/3 的肩周炎是由 C3~4、C4~5 脊神经根受压所致。

（二）治疗

1.非手术疗法

非手术疗法主要目的是缓解疼痛和恢复功能两大主题。

（1）急性期：患肢休息、制动、局部封闭或理疗、针灸及药物治疗使症状缓解。

（2）慢性期：以促进功能恢复为主，按摩、针灸、体疗或在麻醉下行粘连松解术等，均有利于肩关节功能恢复。

（3）自愈：本病有自愈倾向，自然病程长达 6 个月至 3 年，合理的治疗可使肩关节功能及早得到康复。

2.手术疗法

手术疗法主要是第二肩关节松解术。

（1）手术病例选择：适用于少数粘连和挛缩严重且经正规保守治疗无效的病例；术前务必与颈椎病鉴别，学者曾遇到多例误诊者，甚至已行关节镜或手术松解者。

（2）术式：多在关节镜下行粘连松解术，切断束带样组织，操作仔细，反复用冰盐水冲洗，减少和避免出血与渗血。

四、肱二头肌长头腱炎或腱鞘炎

（一）基本概念

肱二头肌长头腱炎常和腱鞘炎并存，两者难以区分。临床上较为多见，主要表现为肩前方疼痛及结节间沟压痛，在外展 90°或外旋肩关节时加重。屈肘 90°使前臂作屈曲抗阻力收缩、肩关节被动外旋、长头腱因收缩并在外旋位受到牵拉而在结节间沟出现疼痛，此为 Yergason 试验阳性，具有诊断意义。此外用力向后做摆臂运动出现肩前方结节间沟部疼痛，也是肱二头肌长头腱及腱鞘炎的特征。

X 射线摄片偶可发现结节间沟的钙化影。结节间沟切线位片可以了解沟的深度及是否有骨赘形成。关节造影能显示腱鞘的充盈情况而有助于诊断。

（二）治疗

1.非手术疗法

对急性期病例，以休息、制动为主，鞘内封闭及物理疗法等均可使症状减轻或缓解。对慢性期者可做按摩和体疗，促使功能早期康复。

2.手术疗法

手术疗法可采用肱二头肌长头腱结节间沟内固定术，或肌腱移植到喙突之术式。但此手术的疗效及必要性尚存争论。

五、冈上肌腱炎

（一）基本概念

冈上肌对上臂外展、上举的起动及稳定肩肱关节等具有重要作用。由于冈上肌腱的力臂短，使冈上肌在上肢外展和上举时以肱骨头中心点作为旋转轴心，须发出巨大的力方能完成，以致冈上肌腱易发生劳损、变性及损伤。

当臂上举时，冈上肌被夹挤于肱骨大结节和肩峰之间，反复冲撞易使变性的肌腱发生破裂。冈上肌腱炎又常常和其表面的肩峰下滑囊炎并存。肩峰下滑囊急性炎症可发生肿胀、渗出和积液。如有钙盐沉积则形成钙化性冈上肌腱炎或钙化性肩峰下滑囊炎。退变的冈上肌腱与肩峰反复碰撞则易发生完全（或不完全性）破裂。临床上出现肩痛、冈上肌萎缩，大结节内侧压痛，被动伸展运动可扪及肩峰下区摩擦音，上举及外展受限；在上举60°～120°范围内出现疼痛（疼痛弧综合征）；臂坠落试验阳性。

肩肱关节或肩峰下滑囊造影可发现冈上肌腱破裂。本病之诊断除依据临床特点外，关节镜观察亦有助于冈上肌腱病变的确认。B超和CT扫描等无创性方法也被用于本病的诊断。注意排除肩峰下撞击征。

（二）治疗

1. 非手术疗法

对于单纯性冈上肌腱炎，可多采用休息、制动、理疗、局部封闭及口服消炎镇痛剂等使症状缓解。急性期滑囊炎亦可行穿刺抽吸或行冲洗疗法以缓解疼痛。可疑冈上肌腱破裂，可行"零度位"皮肤牵引或肩人字石膏固定。

2. 手术疗法

对于保守治疗无效病例或有广泛撕裂者，应行手术修补术，常用的方法为Melaughlin修复法，对小型撕裂也可行关节镜内缝合法。对钙化性肌腱炎也可手术摘除钙化斑块。

六、肩锁关节病变

（一）基本概念

肩锁关节在剪式应力作用下最易使关节软骨面损伤。职业性反复劳损或运动损伤喙锁韧带引起松弛或撕裂，肩锁关节可出现松动和不稳定（又称半脱位）。微小累积性损伤、职业体位性劳损、运动损伤及退变性骨性病变是肩锁关节炎的病因。

早期，关节的不稳定导致关节软骨面损伤和蜕变，由于软骨面磨损及软骨下骨硬化，渐而在肩锁关节的上方或前方边缘形成骨赘。锁骨端和肩峰侧均可被累及，但锁骨端更为明显。疼痛常局限于肩锁关节顶部两侧，不放射，患者能指出疼痛部位。肩锁关节肿胀，局部压痛，上举达120°以上疼痛加重；当上肢高举超过150°时出现的肩上方疼痛者称为肩锁关节疼痛弧。肩关节被动极度内收时也使疼痛加重。

根据上述的症状和体征即可诊断。X射线摄片应以肩锁关节为中心，球管由垂直位向尾端旋转 20°～25°，由下往上投照。摄片可显示关节面不规整，边缘骨质增生及硬化，关节面下骨吸收或囊性变及半脱位等变化。

（二）治疗

1.非手术疗法

减轻患肢负荷及活动频度；肩峰关节封闭、超声波、短波透热均可使症状减轻或缓解。

2.手术疗法

对肩锁关节不稳定及顽固性疼痛经保守治疗无效者，可采用锁骨外侧端切除。对半脱位者亦可用人造韧带或阔筋膜张肌筋膜对肩锁关节行"8"字缝合术，学者曾行多例，效果良好。

第五章 临床免疫学检验

第一节 免疫学及免疫学方法

免疫、免疫的（immune）是从拉丁文 immunis 衍生而来的，其原意是免除服役或免除课税之意。在医学上，免疫可以概括地指机体识别和排除抗原性异物的功能，即机体区分自身和异己（self-nonsel）的功能。

免疫系统是由免疫组织器官、免疫细胞及免疫活性分子等组成。它是机体的一个重要的功能系统，担负着免疫防御、免疫监视与免疫自稳的功能。

临床免疫学是研究各种免疫性疾病的发病机制和防治，其范围涉及感染、肿瘤、炎症、血液病、自身免疫病、变态反应症、移植排斥和不育等疾病。

临床免疫学检验（clinical immunological tests）应用免疫学技术，对患者标本进行诸如血型鉴定、传染性疾病特异性抗原和抗体检测、细胞免疫、体液免疫、自身抗体、肿瘤免疫及各种免疫性疾病的检验，或其他组分的测定。

一、免疫学概论

（一）抗原

抗原（antigen）是指能与相应克隆的淋巴细胞上独特的受体特异性结合，诱导（活化或抑制）淋巴细胞产生免疫应答的物质。广义上还包括变应原和耐受原。抗原既具有免疫原性，又具有免疫反应性。

免疫原性是指引起免疫应答的性能，包括诱导产生抗体及效应 T 淋巴细胞。具有免疫原性的物质称为免疫原（immunogen）。免疫反应性是指能与免疫应答产物相互作用的性能。能与抗体分子结合的部位为抗原决定簇（antigen determinant）或表位（epitope），是免疫应答和免疫反应具有特异性的物质基础。

只具有免疫反应性而无免疫原性的物质称为半抗原（hapten）或不完全抗原（incomplete antigen），其只有与载体蛋白（carrier protein）结合后，才能具备免疫原性。

抗原结合价（Antigenic valence）：是指能与抗体分子结合的抗原决定簇的总数。

抗原的特异性既表现在免疫原性上，也表现在免疫反应性上。

（二）抗体

抗体（antibody，Ab）为能与相应抗原特异性结合的具有免疫功能的免疫球蛋白。

具有抗体活性的球蛋白称为免疫球蛋白（immunoglobulin，Ig），Ig 分子基本结构是由 4 个肽链组成的，包括 2 条较小的轻链（light chain，L）和 2 条较大的重链（heavy chain，H），轻链与重链之间是由二硫键连接形成 Ig 分子单体，分为氨基端（N 端）和羧基端（C 端）。H 链在与抗原结合中起重要的作用，Ig 的抗原结合点由 L 链和 H 链超变区组成，与相应抗原上的表位互补，借助静电引力，氢键以及范德华力等次级键相结合，这种结合是可逆的，并受到 pH、温度和电解质浓度的影响。

抗体是免疫球蛋白，但免疫球蛋白不一定都是抗体。不同的抗原可能有相同的抗原决定簇，一种抗体可以与 2 种或 2 种以上的抗原发生反应，称为交叉反应（cross reaction）。

（三）抗原抗体反应

抗原抗体反应（antigen-antibodyreaction）是指抗原与相应抗体之间所发生的特异性结合反应。可发生于体内（invivo），也可发生于体外（invitro）。

体内反应可介导吞噬、溶菌、杀菌、中和毒素等作用。体外反应则根据抗原的物理性状、抗体的类型及参与反应的介质（例如电解质、补体、固相载体等）不同，可出现凝集反应、沉淀反应、补体参与的反应及中和反应等各种不同的反应类型。因抗体主要存在于血清中，在抗原或抗体的检测中多采用血清做试验，所以体外抗原抗体反应亦称为血清反应（serologic reaction）。

1.抗原抗体反应阶段

第一阶段为抗原与抗体发生特异性结合的阶段，此阶段反应快，仅需几秒至几分钟，但不出现可见反应。

第二阶段为可见反应阶段,抗原抗体复合物在环境因素(如电解质、pH、温度、补体)的影响下,进一步交联和聚集,表现为凝集、沉淀、溶解、补体结合介导的生物现象等肉眼可见的反应。此阶段反应慢,往往需要数分钟至数小时。

2.抗原抗体反应的特点

(1)特异性。

抗原抗体的结合实质上是抗原表位与抗体超变区中抗原结合点之间的结合。由于两者在化学结构和空间构型上呈互补关系,所以抗原与抗体的结合具有高度的特异性。这种特异性如同钥匙和锁的关系。

(2)比例。

在抗原抗体特异性反应时,生成结合物的量与反应物的浓度有关。在抗体过剩和抗原过剩时,无沉淀物形成,这种现象称为带现象(zonephenomenon)。出现在抗体过量时,称为前带(prezone);出现在抗原过剩时,称为后带(postzone)。

(3)可逆性。

抗原抗体复合物解离取决于2方面的因素:一是抗体对相应抗原的亲和力;二是环境因素对复合物的影响。

高亲和性抗体的抗原结合点与抗原表位的空间构型上非常适合,两者结合牢固,不容易解离。反之,低亲和性抗体与抗原形成的复合物较易解离。解离后的抗原或抗体均能保持未结合前的结构、活性及特异性。

在环境因素中,凡是减弱或消除抗原抗体亲和力的因素都会使逆向反应加快,复合物解离增加。如pH改变,过高或过低的pH均可破坏离子间的静电引力。对亲和力本身较弱的反应体系而言,仅增加离子强度即可达到解离抗原抗体复合物的目的。临床上改变pH和离子强度是最常用的促解离方法,免疫技术中的亲和层析就是以此为根据纯化抗原或抗体。

3.影响抗原抗体反应的因素

（1）电解质。

抗原与抗体发生特异性结合后，虽由亲水胶体变为疏水胶体，若溶液中无电解质参加，仍不出现可见反应。电解质中阳离子和阴离子可分别中和胶体粒子上的电荷，使胶体粒子的电势下降。当电势降至临界电势（12～15 mV）以下时，则能促使抗原抗体复合物从溶液中析出，形成可见的沉淀物或凝集物。

（2）酸碱度。

抗原抗体反应必须在合适的pH环境中进行。蛋白质具有两性电离性质，因此每种蛋白质都有固定的等电点。抗原抗体反应一般在pH为6～8时进行。pH过高或过低都将影响抗原与抗体的理化性质，例如pH达到或接近抗原的等电点时，即使无相应抗体存在，也会引起颗粒性抗原非特异性的凝集，造成假阳性反应。

（3）温度。

在一定范围内，温度升高可加速分子运动，抗原与抗体碰撞机会增多，使反应加速。但若温度高于56℃时，可导致已结合的抗原抗体再解离，甚至变性或破坏；在40℃时，结合速度慢，但结合牢固，更易于观察。常用的抗原抗体反应温度为37℃。每种试验都有其独特的最适反应温度，例如冷凝集素在4℃左右与红细胞结合最好，20℃以上反而解离。

此外，适当振荡也可促进抗原抗体分子的接触，加速反应。

4.抗原抗体反应的类型

根据抗原和抗体性质的不同和反应条件的差别，抗原抗体反应表现为以下不同的形式。

（1）颗粒性抗原表现为凝集反应。

（2）可溶性抗原表现为沉淀反应。

（3）补体参与下细菌抗原表现为溶菌反应，红细胞抗原表现为溶血反应。

（4）毒素抗原表现为中和反应等。

利用这些类型的抗原抗体反应建立了各种免疫学技术，在医学检验中广泛用于抗原和抗体的检测。

二、常用临床免疫学技术

（一）酶标仪的使用

原理简介：以罗氏 Cobas 6000 为例。罗氏 Cobas 6000 是全自动免疫测定与光度测定分析系统，可定性或定量测定检测项目，其原理采用电化学发光测定，一抗原或抗体包被磁性微粒，以钙元素标记抗原或抗体作为检测标记物。微粒通过磁铁吸附到电极上，未结合的物质被清洗液洗去，电极加电压后标记物产生化学发光，通过光电倍增进行测定，光的强度与物质的浓度存在数据关系，从而计算物质含量。

（二）酶免疫测定技术

酶联免疫吸附测定（enzyme-linked immunosorbnent assay，ELISA）是固相酶免疫测定技术。ELISA 是目前应用最广泛的免疫技术之一。

1.基本技术原理

（1）抗原或抗体的固相化。

使抗原或抗体结合到某种固相载体表面，并保持其免疫活性。

（2）抗原或抗体的酶标记。

使抗原或抗体与某种酶连接成酶标抗原或抗体，这种酶标抗原或抗体既保留其免疫活性，又保留酶的活性。常用酶为辣根过氧化物酶（HRP）和碱性磷酸酶（ALP）。

（3）酶作用底物。

底物被酶催化变为有色产物，产物的量与标本中受检物质的量直接相关，可根据颜色反应的深浅对标本中的抗原或抗体进行定性或定量分析。常用底物为四甲基联苯胺（TMB）和对硝基苯磷酸酯。TMB 经 HRP 作用后产物显蓝色。酶反应加 2 mol/L 硫酸终止液后，TMB 产物由蓝色变成黄色，可在比色计中定量，最适吸收波长为 450 nm。对硝基苯磷酸酯经 ALP 作用后产物为黄色的对硝基酚，在 405 nm 波长处有吸收峰。用 NaOH 终止酶反应后，黄色可稳定一段时间。

基于以上技术原理在这种测定方法中必要的试剂有：固相包被的抗原或抗体、酶标记的抗原或抗体、酶作用的底物、阴性对照品和阳性对照品、参考标准品、标本的稀释液、洗涤液、终止液。

2.ELISA方法学类型

（1）间接法。

利用酶标抗体以检测已与包被抗原结合的受检标本中的抗体，故称为间接法。优点是只要变换包被抗原就可利用同一酶标抗体建立检测标本中不同抗体的方法。

（2）双抗体夹心法。

这个方法的基础是用2个抗体，第一个抗体是对着抗原的，第二个抗体是过氧化酶标记的。方法的基本原理是将特异性抗体免疫球蛋白致敏载体，并与含有抗原的溶液共同孵育，洗去过量的抗原，再加入酶标记的特异性抗体。孵育后，洗去过量的酶抗体结合物，然后加入底物，水解底物的量等于抗原存在的量。

（3）竞争法。

受检抗原（或抗体）和酶标抗原（或抗体）竞争与固相抗体（或抗原）结合，因此结合于固相的酶标抗原（或抗体）量与受检抗原（或抗体）的量呈反比。

（4）捕获法。

主要用来提高特异性IgM检测的敏感性和特异性。用抗人IgM抗体包被固相，以捕获血清标本中的所有IgM（其中包括针对抗原的特异性IgM抗体和非特异性的IgM）。将所有血清IgM（包括特异性IgM和非特异性IgM）固定在固相上，然后去除IgG，再测定特异性IgM。

（三）金免疫技术

金免疫技术又称胶体金标记技术（immunogold labeling technique），简称金标法，是以胶体金作为示踪标记物，应用于抗原抗体反应的一种新型免疫标记技术。胶体金（colloidal gold）是氯金酸（chloroauric acid）的水溶胶，也称金溶胶（goldsol），由氯金酸在还原剂如白磷、抗坏血酸、枸橼酸钠和鞣酸等作用下，聚合成特定大小的金颗粒，并由于静电作用成为一种稳定的胶体状态，故称为胶体金。胶体金颗粒由一个基础金核（原子金Au）及包围在外的双离子层构成，紧连在金核表面的是内层负离子（AuCl-2），外层离子层H+则分散在胶体间溶液中,以维持胶体金游离于溶胶间的悬液状态。

胶体金标记技术是利用胶体金在碱性环境中带负电荷的性质,与蛋白质分子的正电荷基团静电吸引而形成牢固结合来标记抗原或抗体。此外,胶体金还可与其他多种生物大分子结合。

(1)金标渗滤法。

以双抗体夹心法为例。在硝酸纤维素膜的膜片中央滴加纯化的抗体,为膜所吸附。当滴加的标本渗滤到硝酸纤维素膜时,标本中抗原被膜上抗体捕获,其余无关蛋白等被滤出膜片。其后加入的胶体金标记也在渗滤中与已结合在膜上的抗原相结合。因胶体金本身呈红色,阳性反应即在膜中央显示红色斑点。

(2)金标层析法。

以硝酸纤维素膜为载体,利用微孔膜的毛细管作用,滴加在膜条一端的液体慢慢向另一端渗移,犹如层析一般。

(四)沉淀反应

沉淀反应(precipitation)是可溶性抗原与相应抗体结合所发生的反应。沉淀反应是指可溶性抗原(细菌培养滤液、细胞或组织的浸出液、血清蛋白等)与相应抗体在液相中特异结合后,形成的免疫复合物受电解质影响出现的沉淀现象。反应中的抗原称为沉淀原(precipitinogen),可以是类脂、多糖或蛋白质等;抗体称为沉淀素(precipitin)。

一个世纪以来,沉淀反应这一古老的经典抗原抗体反应,经过不断改进和发展,至今仍然是生物医学研究领域和临床检验工作中常用的、简便可靠的一种免疫学试验方法。

就广义而言,目前广泛应用的各种高度灵敏和特异的标记免疫检测技术,如免疫荧光、放射免疫分析及酶免疫分析技术等,也都是在沉淀反应的基础上发展建立起来的。因此沉淀反应是免疫学方法的核心技术。

沉淀反应分2个阶段:第一阶段发生抗原抗体特异性结合,第二阶段形成可见的免疫复合物。经典的沉淀反应在第二阶段观察或测量沉淀线或沉淀环等来判定结果,称为终点法。

快速免疫浊度法在第一阶段测定免疫复合物形成的速率，称为速率法。

凝胶内沉淀试验平板法，此法由 Mancini 于 1965 年提出，是目前最常用的简易抗原定量技术，其要点是：将抗体或抗血清混入 0.9% 的琼脂糖内（约 50 ℃），未凝固前倾注成平板，凝固后在琼脂板上打孔（一般直径 3～5mm），孔中加入抗原溶液，置于室温或 37℃下让其向四周扩散，24～48 h 后可见周围出现沉淀环。由于试验中抗原向四周扩散，故又称单向辐射状免疫扩散（SRID）。最后测量沉淀环的直径或计算环的面积。沉淀环直径或面积的大小与抗原量相关，但不是直线相关，而是对数关系。同时，这种沉淀还与分子量和扩散时间有关。现在最常用于临床检测的项目有 IgG、Ig A、IgM、C3、C4。

（五）凝集反应

凝集反应（agglutination）是颗粒性抗原与相应抗体结合所发生的反应。细菌、红细胞、胶乳、活性炭等颗粒性抗原或抗原标记性颗粒，当与相应抗体特异结合后，在适量电解质存在的条件下，可逐渐聚集，出现肉眼可见的凝集现象，称为凝集反应。反应中的抗原称为凝集原（agglutinogen），抗体称为凝集素（agglutinin）。

早在 1896 年，Widal 就利用伤寒患者血清与伤寒杆菌发生特异性凝集的现象成功地诊断伤寒病。凝集试验是一个定性的检测方法，即根据凝集现象的出现与否判定结果阳性或阴性；也可以进行半定量检测，即将标本做一系列对倍稀释后进行反应，以出现阳性反应的最高稀释度作为滴度。

凝集反应可分为直接凝集反应和间接凝集反应 2 大类。自身红细胞凝集试验和抗球蛋白参与的凝集试验是 2 种特殊的凝集反应：直接凝集反应（细菌、螺旋体和红细胞等颗粒抗原，在适当电解质参与下可直接与相应抗体结合出现凝集）和间接凝集反应[将可溶性抗原（或抗体）先吸附于适当大小的颗粒性载体的表面，然后与相应抗体（或抗原）作用，在适宜的电解质存在的条件下，出现特异性凝集现象]。

血凝试验是可在微量滴定板或试管中进行，将标本倍比稀释，同时设不含标本的稀释液对照孔。在含稀释标本 1 滴的板孔（或试管）中，加入 0.5% 的致敏红细胞悬液 1 滴，充分混匀，置室温 1～2h，即可观察结果。凡红细胞沉积于孔底，集中呈一圆点的为不凝集（-）。

如红细胞凝集,则分布于孔底周围。根据红细胞凝集的程度判断阳性反应的强弱,以++凝集的孔为滴度终点。

(-):红细胞沉积于孔底。

(+):红细胞沉积于孔底,周围有散在少量凝集。

(++):红细胞形成层凝集,面积较小,边缘较松散。

(+++):红细胞形成片层凝集,面积略多于++。

(++++):红细胞形成片层凝集,均匀布满孔底,或边缘皱缩如花边状。

(六)发光免疫技术

发光免疫分析是将发光分析和免疫反应相结合而建立的一种新型超微量分析技术。这种方法兼具有发光分析的高灵敏性和抗原抗体反应的高度特异性。

发光免疫测定具有明显的优越性:①敏感度高,甚至超过 RIA。②精密度和准确性均可与 RIA 相比。③试剂稳定,无毒害。④测定耗时短。⑤测定项目多。⑥已发展成自动化测定系统。化学发光免疫分析技术是目前临床免疫学检验技术中应用最广的发光免疫技术。化学发光反应参与的免疫测定分为 2 种类型:第一种是以发光剂作为酶免疫测定的底物,通过发光反应增强测定的敏感性;第二种是以发光剂作为抗体或抗原的标记物,直接通过发光反应检测标本中抗原或抗体的含量。从标记免疫测定来看,化学发光酶免疫测定(chemiluminescent enzymeimmunoasssay,CLEIA)应属酶免疫测定。测定中 2 次抗原抗体反应步骤均与酶免疫测定相同,仅最后一步酶反应所用底物为发光剂,通过化学发光反应发出的光在特定的仪器上进行测定。

目前我国仪器和试剂均需进口,成本较高,不适于基层使用。

第二节 乙型肝炎病毒的免疫学检测

乙型肝炎病毒(hepatitis B virus,HBV)属嗜肝 DNA 病毒。主要传播方式为血液传播、性传播、垂直传播。

一、乙型肝炎病毒表面抗原（HBSAg）检测

1.ELISA 法

在酶联反应板上包被抗 HBs，先加入待检血清，再加入酶标记抗 HBs，温育。若血清中有 HBs Ag，则与抗 HBs 结合，洗涤后再加入加底物显色，用酶标仪检测光密度，判定阴、阳性结果。

HBs Ag 是乙型肝炎病毒感染血清中最早出现的标志物，HBs Ag 阳性表示存在 HBV 感染。HBsAg 在血清中的存在时间不超过 6 个月，自限性感染：1～20 周，多数 1～6 周，急性肝炎 5～20 周。慢性感染 HBs Ag 阳性维持时间相当长。如果 HBs Ag 持续存在 6 个月以上，一般认为处于携带状态，机体清除病毒的可能性很低。HBs Ag 因常与 HBV 共存，故将其视为传染性标志。单纯 HBs Ag 只有抗原性，没有感染性。HBs Ag 阴性时不能完全排除 HBV 感染的存在。有时，HBs Ag 和抗 HBs 可存在于同一血清中，这种类型发生在 10%～20% 的慢性乙肝患者中。这并非由于人为的原因，而是由于 HBs Ag 发生变异，抗 HBs 不能完全中和它，有细微的差异。这时，HBs Ag 有诊断意义，抗 HBs 并无预后意义。

2.金标法

试验单位为一滤膜条，自上而下分有多个层次：吸水滤纸—固定有金标二抗的 MC 膜、固定有抗 HBS 抗体的 MC 膜、金标记抗 HBs 玻璃纤维—吸液玻璃纤维。

二、乙型肝炎病毒表面抗体（抗-HBs）检测

采用 ELISA 双位点一步法。用纯化 HBs Ag 包被反应板，加入待测标本，同时加入 HBs Ag-HRP，当标本中存在抗-HBs 时，该抗-HBs 与包被 HBs Ag 结合并与酶结合物结合形成 HBs Ag-抗-HBs-HBs Ag-HRP 复合物，加入 TMB 底物产生显色反应，反之则无显色反应。

抗 HBs 阳性，表明病毒基本清除，是痊愈的重要标志。可保护人体不受同型病毒的再次感染。是机体获得对 HBV 感染产生免疫力的标志。在急性乙型肝炎，提示疾病进入了恢复期，病毒复制终止，传染性消失，一般清除 HBs Ag 几周至几个月后才出现，维持数月、数年或 10 余年。在 S 基因突变株感染时可与 HBs Ag 同时存在。接种疫苗后的效果观察，

如果接种疫苗后抗 HBs 阳性，说明免疫成功，一般认为 P/N 值＞10，说明机体有足够的免疫力。20％的自然免疫对象中，仅出现抗 HBc，没有抗 HBs，原因是个体产生的抗 HBs 达不到检测水平。

三、乙型肝炎病毒 e 抗原（HBeAg）检测

采用 ELISA 双位点一步法。采用单克隆抗 HBe 包被反应板，加入待测标本，同时加入多克隆抗-HBe-HRP，如待测标本中含有 HBeAg 时就与包被抗-HBe、抗-HBe-HRP 结合形成复合物，加入 TMB 底物产生显色反应，反之则无显色反应。

HBe Ag 是 HBV 复制和具有传染性的重要标志，也是 HBV 急性感染的早期标志。HBe Ag 出现稍后于 HBs Ag，而消失早于 HBs Ag，持续存在时间不超过 10 周，如超过 10 周则提示感染转为慢性化，它与 HBV-DNA 呈正相关。

当乙型肝炎急性期时，血清中 HBe Ag 消失表示预后良好，若 HBe Ag 持续阳性提示 HBV 在体内持续复制，肝病易反复活动，预后差。HBe Ag 可出现于各型乙型肝炎，可作为乙肝诊断、了解 DNA 复制和传染性及判断药物疗效的指标。HBeAg 阴转表示病毒复制水平降低，传染性下降，病变趋于静止。

四、乙型肝炎病毒 e 抗体（抗-HBe）检测

采用多克隆抗 HBe、基因工程重组 HBe Ag 包被反应板，加入待测标本，同时加入单克隆抗-HBe-HRP，与抗原形成竞争结合，如待测标本中抗-HBe 含量高，则抗-HBe-HRP 与 HBe Ag 结合少，加入 TMB 底物产生显色淡，反之则显色深。

抗 HBe 出现于 HBeAg 阴转后，其出现比抗 HBs 早但消失也较早。抗 HBe 出现，情况比较复杂，一般认为可出现如下几种情况，对抗 HBe 阳性的患者，应同时检测 HBV-DNA，综合分析。

（1）表示病毒复制水平降低，传染性下降，病变趋于静止。HBV-DNA 水平低，是预后好的象征。

（2）慢性迁延性肝炎、肝硬化、肝癌患者 HBeAg 的检出率依次降低，而抗 HBe 的检

出率依次升高。出现这种情况的原因之一是编码 HBe Ag 的 PreC 基因出现了突变、产生不出 HBe Ag，但抗 HBe 仍为阳性。

（3）抗 HBe 存在时间较长，大多数情况为 HBeAg 或抗 HBe 一项阳性，很少数情况 HBeAg 及抗 HBe 共存。

（4）抗 HBe 可存在于有或没有 HBs Ag 或抗 HBs 的情况，但没有抗 HBc 时不可能出现抗 HBe。

五、乙型肝炎病毒核心抗体（抗-HBc）检测

（一）抗 HBcIgM 检测原理

采用捕捉法 ELISA，即包被抗人μ链抗体，然后加入待检血清，再加入 HBc Ag，再加入酶标记的抗 HBc，若待检血清内含有抗 HBcIgM，则形成抗人μ链-抗 HBcIgM-HBc Ag 酶标抗 HBc 的复合物，加入底物显色。若待检血清中无抗 HBcIgM，则形不成上述复合物，加底物则不显色。

（二）总抗 HBc 检测原理

竞争抑制 ELISA 法。采用基因工程重组 HBc Ag 包被反应板，加入待测标本，同时加入抗-HBc-HRP，与抗原形成竞争结合，如待测标本中抗-HBc 含量高，则抗-HBc-HRP 与 HBc Ag 结合少，加入 TMB 底物产生显色淡，反之则显色深。

（三）临床意义

1.抗 HBc 出现较早，常紧继 HBs Ag 和 HBe Ag 之后就可在血清中检出

早期以 IgM 为主，一般持续 6~18 周。作为急性 HBV 感染指标，包括急性乙肝患者和慢性乙肝急性发作期，存在有 HBV 的复制，具有传染性。若抗-HBcIgM 阳性而抗-HBcIgG 阴性则为急性 HBV 感染。但慢性患者也可持续低效价阳性，尤其是活动时。此外，大分子的抗 HBcIg M（19S）常为急性感染，而小分子的抗 HBcIgM（7S）与抗-HBcIgG 则多为慢性感染。

2.抗 HBcIgG 迟于抗 HBcIgM 出现，其意义与抗体效价有关

高效价提示 HBV 复制（常与 HBs Ag 共存），具有传染性。低效价提示 HBV 既往感

染（常与抗 HBs 共存），但不排除体内有低水平 HBV 复制。恢复期和慢性感染以 IgG 型抗 HBc 为主，可持续存在数年。

3.单项抗 HBc 阳性的临床意义

（1）既往感染，抗 HBs 滴度低测不出。

（2）低水平病毒携带，HBsAg 因效价低而检测不出。

（3）核心窗口期，血清中 HBs Ag 和 HBe Ag 消失，抗 HBs 尚未出现，此时抗 HBcIgM 可能呈阳性。

（4）被动获得抗 HBc，如经输血和胎盘获得。在流行区，约 20％的人群可发生单独抗 HBc 阳性。

（5）抗 HBc 假阳性。

第三节 其他病毒性肝炎的免疫学检测

一、甲肝病毒抗体（抗 HAV）IgM 检测

甲型肝炎病毒（hepatitis A virus，HAV）为单链正肽 RNA 病毒，主要通过手-口途径传播。

采用在微孔条上预包被羊抗人-IgM（μ链）的反应板。加入待测标本，孵育后加入 HAVAg-HRP，如待测标本中含抗-HAV-IgM，则形成抗体、抗-HAV-Ag-HRP、抗-HAV-IgM 复合物，加入 TMB 底物产生显色反应，反之则无显色反应。

正常为阴性，抗-HAV-IgM 阳性见于感染早期，维持 8~12 周，是近期感染的标志。

二、丙型肝炎病毒抗体（抗 HCV）检测

丙型肝炎病毒（hepatitis virus C，HCV）是一小的有囊膜的单股正链 RNA 病毒，传播途径为血液及血制品（血透者高发）、注射嗜毒。

所用包被抗原为合成多肽抗原和基因工程抗原（包括 HCV 病毒结构区抗核心抗原和非

结构区抗原）。待测标本加入已包被抗原的反应孔内孵育，若标本中含有抗-HCV抗体，则该抗体与微孔内抗原形成抗原抗体复合物，加入酶结合物，经孵育后，酶结合物连接至抗原抗体复合物上，在TMB底物参与反应的情况下，产生显色反应，反之则无显色反应。

抗HCV是非中和抗体，是HCV感染的标志，抗HCV的存在一般表示有传染性。抗体通常在丙肝起病和接触病毒后3~6个月后升高。在缓解病例中，抗体在6~12个月内消失，然而，抗HCV也可能在长达4年的时间内被检测到。抗HCV检测可用于丙肝病原学诊断、流行病学调查，筛选献血员和血液制品等。

三、戊型肝炎病毒抗体（抗HEV）检测

戊型肝炎病毒（hepatitis virus E，HEV）为单股线状正链RNA病毒，其流行病学、发病经过、病理表现、临床表现、治疗方法等，基本同甲型肝炎，不转为慢性。

采用捕获法原理，在微孔条上预包被羊抗人IgM，可与样品中HEV-IgM抗体反应，再加入HRP标记HEV抗原与之结合，然后加入TMB底物产生显色反应，从而判断样品中HEV-IgM抗体的存在与否。

抗HEV-IgM阳性：是近期内HEV感染的标志，有早期诊断价值。

参考文献

[1]曹法政，徐祥坤，宋晓.实用临床检验医学[M].长春：吉林科学技术出版社，2020.

[2]樊绮诗，钱士匀.临床检验仪器与技术[M].北京：人民卫生出版社，2015.

[3]方会龙，陈福春，杨志英.医学微生物实验学[M].长沙：湖南科学技术出版社，2019.

[4]胡丽华，陈万新.临床血液细胞形态学图谱[M].北京：人民卫生出版社，2020.

[5]黄友光.现代临床检验医学与实践[M].乌鲁木齐：新疆人民卫生出版社，2020.

[6]唐承薇，程南生.消化系统疾病[M].北京：人民卫生出版社，2011.

[7]叶丽萍，毛鑫礼，何必立.消化内镜诊疗并发症的处理[M].北京：科学出版社，2018.

[8]王天宝，尉秀清，崔言刚，等.实用胃肠恶性肿瘤诊疗学[M].广州：广东科学技术出版社，2016.

[9]刘晓政.新编临床消化内科疾病诊疗精要[M].西安：西安交通大学出版社，2014.

[10]郑嘉岗，许树长，徐雷鸣.消化内镜工程技术与临床应用[M].上海：上海科学技术出版社，2015.

[11]张俊勇.消化系统疾病临床诊疗学[M].北京：科学技术文献出版社，2013.

[12]赵玉沛，吕毅.消化系统疾病[M].北京：人民卫生出版社，2015.

[13]叶启彬，匡正达，陈扬，等.脊柱外科新进展.北京：中国协和医科大学出版社，2019.

[14]刘宏，肖晟.儿童骨科治疗决策（翻译版）[M].北京：人民卫生出版社，2019.

[15]张英泽.临床创伤骨科流行病学[M].3版.北京：人民卫生出版社，2018.